药知道 青少年版

主　编◎李　岩

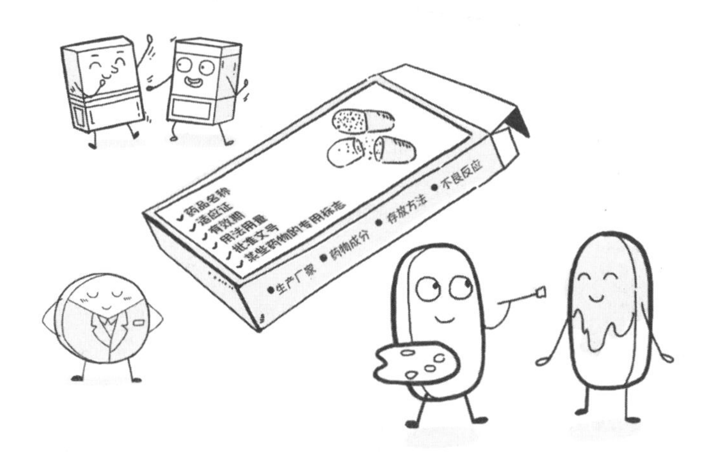

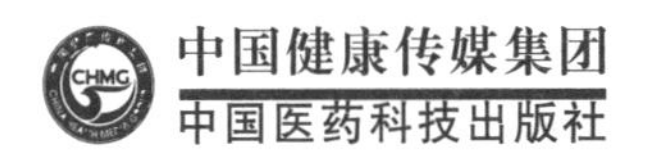
中国健康传媒集团
中国医药科技出版社

内容提要

青少年正处于学习知识和培养习惯的黄金时期，也是培养科学的用药安全认知、提高用药安全自我防护能力的关键阶段。本书在以青少年为对象的广泛调研基础上，精心遴选了大家比较关心的用药常识及用药安全问题，特邀药学专家及临床医师以科学、易懂的语言讲述这些知识，并配以生动有趣的插图，让同学们在轻松中学习这些用药常识及用药安全知识，并树立正确的用药安全意识。

图书在版编目（CIP）数据

药知道：青少年版 / 李岩主编 . -- 北京：中国医药科技出版社，2019.9

（我药健康系列）

ISBN 978-7-5214-1316-8

Ⅰ . ①药… Ⅱ . ①李… Ⅲ . ①用药法－青少年读物 Ⅳ . ① R452-49

中国版本图书馆 CIP 数据核字 (2019) 第 186585 号

美术编辑　陈君杞
版式设计　小蜗牛科普

出版　**中国健康传媒集团** | 中国医药科技出版社
地址　北京市海淀区文慧园北路甲 22 号
邮编　100082
电话　发行：010-62227427　邮购：010-62236938
网址　www. cmstp. com
规格　880×1230mm 1/32
印张　4 1/8
字数　79 千字
版次　2019 年 9 月第 1 版
印次　2022 年 5 月第 3 次印刷
印刷　三河市万龙印装有限公司
经销　全国各地新华书店
书号　ISBN 978-7-5214-1316-8
定价　25.00 元

获取新书信息、投稿、为图书纠错，请扫码联系我们。

健康是个人成长和幸福生活的基础，健康事关千千万万个家庭的幸福，事关国家的综合国力和可持续发展能力，事关社会和谐与民族复兴。俗话说：“人吃五谷杂粮，没有不生病的。”特别对于正值身体发育阶段的青少年而言，生病用药是日常生活中经常需要面临的状况。药物具有自身的特殊性，安全用药是保障健康的重要方式。

《2016年儿童用药安全调查报告白皮书》显示，超八成家长给孩子用药存在安全隐患，长期以来，我国儿童用药存在着“剂量靠猜、吃药靠掰”的现象。家长对于儿童用药认知的困惑和药物的不当使用，给青少年用药埋下了安全隐患。青少年介于儿童与成人的过渡期，身体对于药物的耐受性和代谢程度不同于成人，在某些药物的使用上需要特别注意。用药不当和药物不良反应导致的药源性疾病等问题日渐凸显。

目前，青少年学生对安全用药知识普遍欠缺，在用药选择、服药剂量、吃药方式等方面存在很多认知误区和不合理用药的现象。青少年正处于学习知识和培养习惯的黄金时期，也是培养科学的用药安全认知、提高用药安全自我防护能力的关键阶段。专业的药学名词和晦涩的医学知识，对于青少年而言很难接受和理解。因此，在编写本书的过程中，我们在广泛调研的基础上，精选 60 个用药常识和合理用药问题，包括药品基本常识、正确服药方式、科学选择用药等方面，尽量采用简单易懂的语言，结合实际生活中遇到的疾病情况，如感冒、腹泻、便秘、外伤、痛经、痤疮等，进行情景化的用药解读。生动有趣的漫画既能将知识点更直观地进行展现，又可以引起大家的阅读兴趣，更好地达到传播合理用药知识的目的。

我们希望，通过生活化的情景再现，结合通俗有趣的表现形式，能帮助大家更深入、更全面地了解合理用药知识，减少不当用药，增强自我保健意识，树立科学的健康理念，促进身体健康发育，进而推动公民科学素质提升和健康中国建设。

编 者

2019 年 6 月

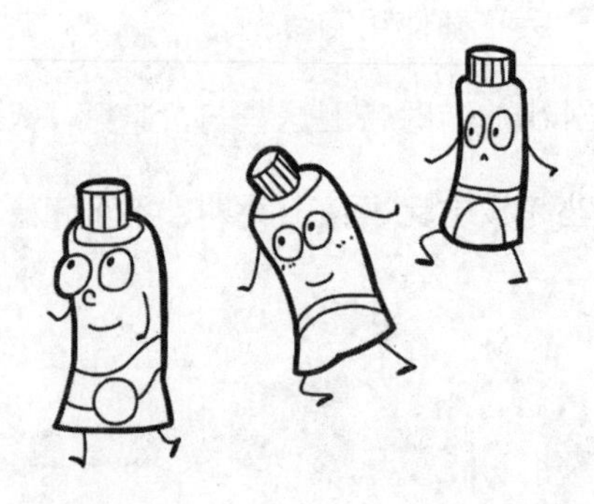

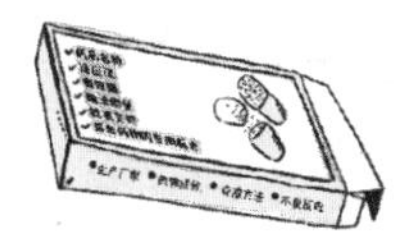

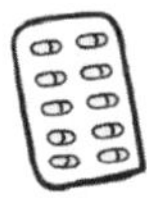

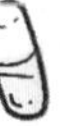

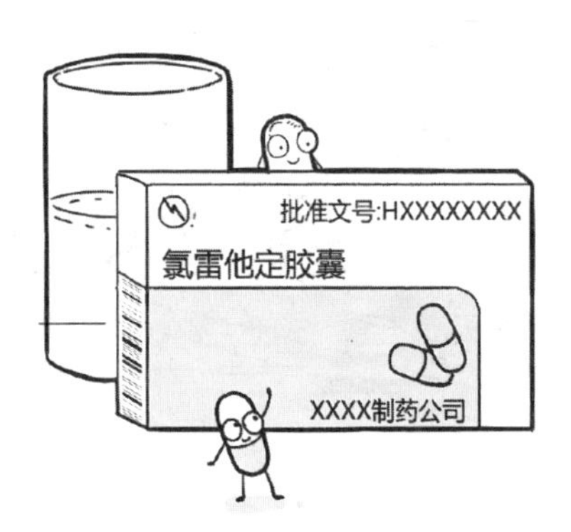
批准文号:HXXXXXXXX
氯雷他定胶囊
XXXX制药公司

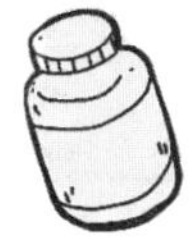

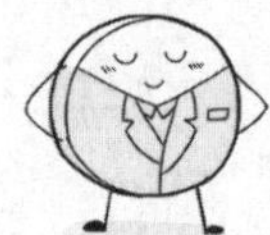

你知道药品有商品名和通用名之分吗

我是思密达
我是必奇
蒙脱石散
蒙脱石散

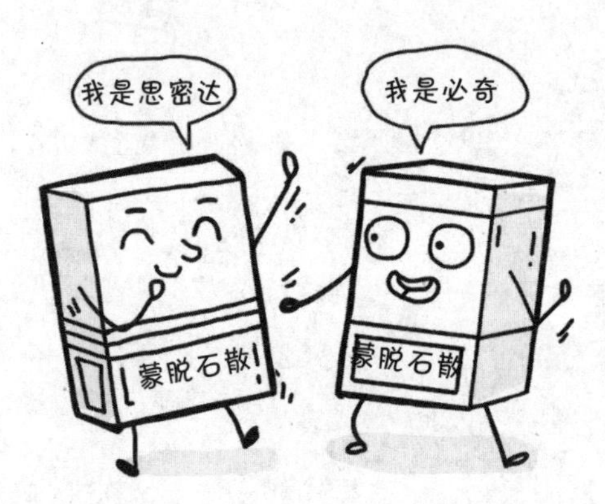

通用名是指药物有效成分的名称，商品名是制药企业为其产品注册的商标名称。以常用药思密达为例，思密达是药物的商品名，蒙脱石散是它的通用名。

这就是你的通用名
中华人民共和国
药典
蒙

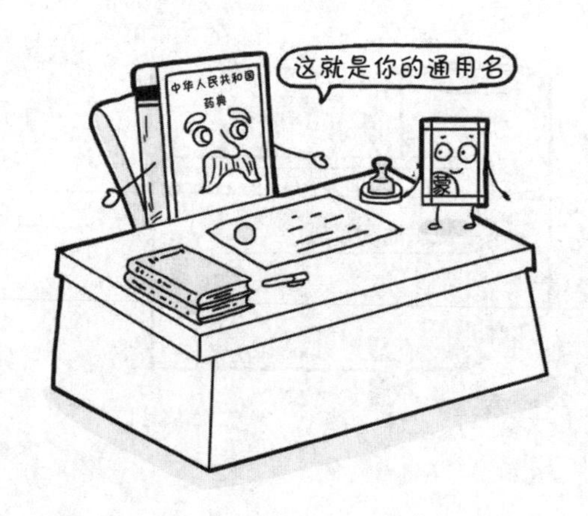

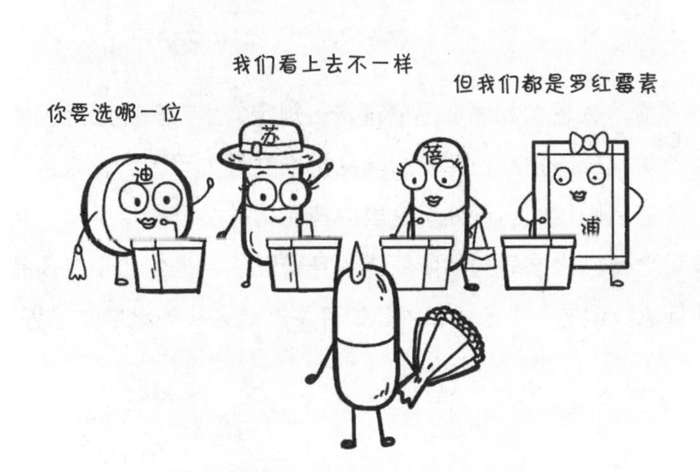

因此，凡上市流通的药品必须标注其通用名称。同一种药品可以有许多个不同的商品名，如罗红霉素就有红必克、严迪、罗力得、乐喜清、仁苏、芙欣、蓓克、太儿欣、丽珠星、浦虹等多个商品名。

此外，往往很多通用名相同而商品名不同的药物，价格会相差很远。因此，在买药的时候一定要分清药物的通用名和商用名，免得花冤枉钱，也可以避免因重复用药而引起不良反应。

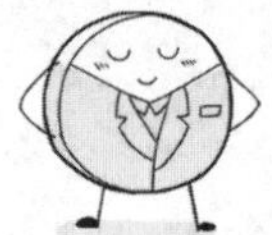

你知道药品必须要有“准生证”和“生日”吗

《中华人民共和国药品管理法》规定，生产药品须经国家药品监督管理部门批准，并发给药品批准文号方可生产，未经批准生产的药品则以假药论处。这里的药品批准文号是指经国家药品监督管理部门批准后药品所获得的身份证明，是依法生产药品的合法标志。但是，中药材和中药饮片生产尚未实施批准文号管理。

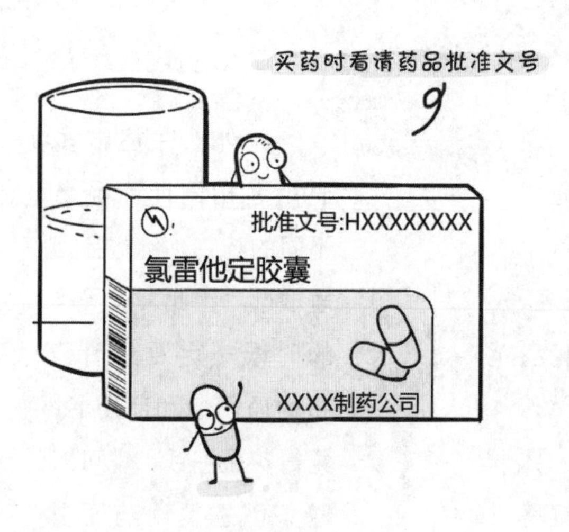

药品批准文号格式为国药准字+1位字母+8位数字。化学药品使用字母“H”，中药使用字母“Z”，生物制品使用字母“S”，进口分包装药品使用字母“J”，体外化学诊断试剂使用字母“T”，药用辅料使用字母“F”。

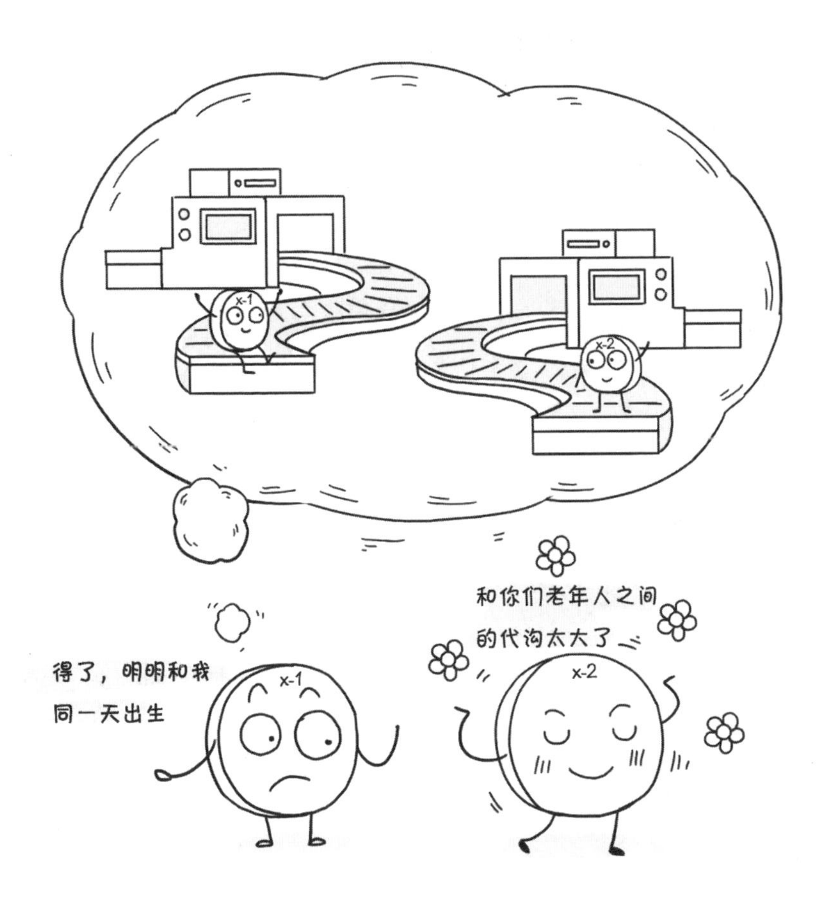

药品批号是表示药品生产日期的一种编号，也表示这批药品是同次投料，同一生产工艺所生产的产品。一般采用6位或8位数字，前两位或四位数字表示年份，中间两位数字表示月份，末两位数字表示日。如2018年9月8日生产的药品，其批号即为180908或20180908。如果6位或8位数字后还有一拖号，如20180908-2，则表示同一生产周期内的不同流水线或灭菌柜号。

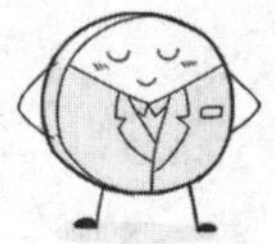

你知道药品说明书上“禁”“忌”“慎”含义大不同吗

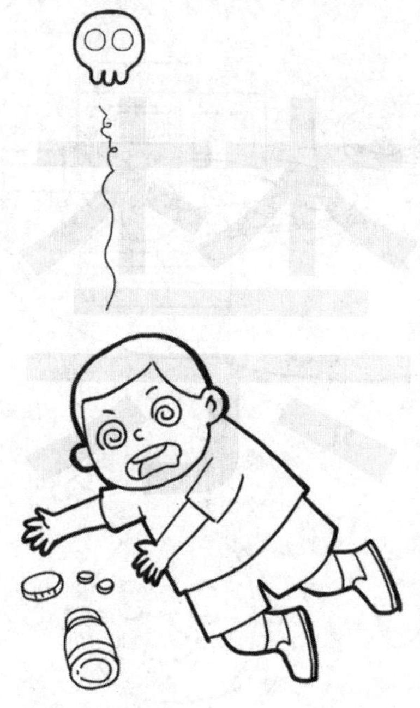

“禁用” 是指禁止使用。某些患者如使用该药会发生严重的不良反应或中毒。如青光眼患者应禁用阿托品；对青霉素过敏的患者不能使用青霉素，否则将引起严重的过敏反应，甚至死亡。所以，说明书标明禁用的人群，绝不能抱侥幸心理贸然用药。

“忌用” 是指不适宜使用或应避免使用该药。提醒某些患者，服用此类药物可能会出现明显的不良反应和不良后果。如病情急需，可在医生指导下选择药理作用类似、不良反应较小的药品代替；如果非使用该药不可，应联合使用其他对抗此药物产生副作用的药品，减少不良反应，尽量做到安全。如果无医生指导，凡属忌用情况的最好不用。

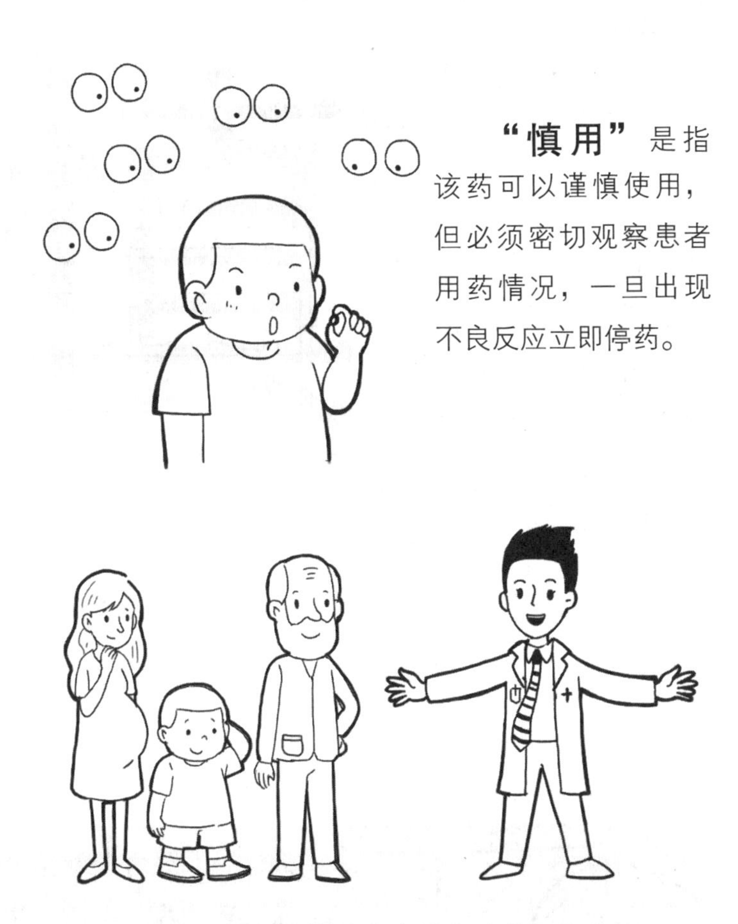

“慎用”是指该药可以谨慎使用，但必须密切观察患者用药情况，一旦出现不良反应立即停药。

通常需要慎用药物的大多是指小儿、老人、孕妇以及心脏、肝脏、肾脏功能不好的患者。因为这些患者体内药物代谢功能（包括解毒、排毒）较差。所以，机体对某些药物可能出现不良反应。但慎用并不等于不能使用，当遇到慎用情况时，应当咨询医生后使用为好。

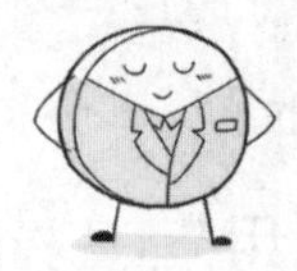

不要觉得是非处方药，就可以随意购买

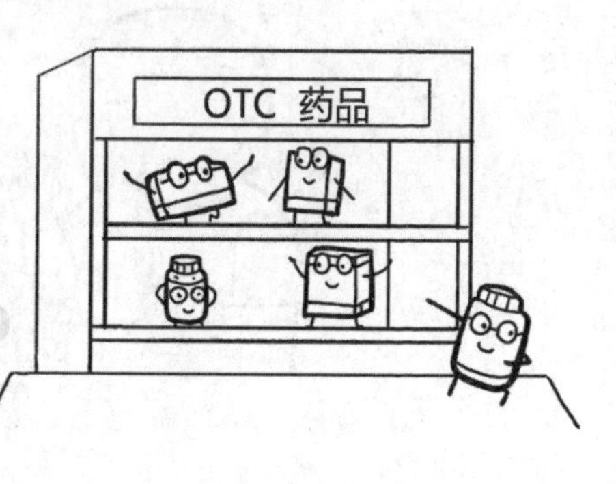

非处方药（简称OTC，也称“可在柜台上买到的药物”）是指不需要凭执业医师或执业助理医师处方即可自行判断、购买及使用的药品。

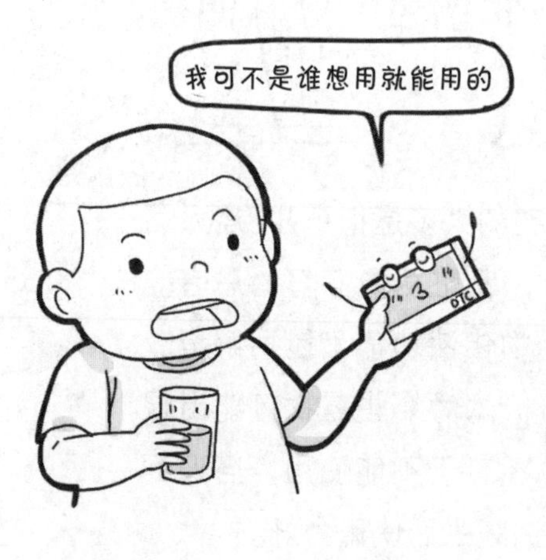

相对处方药而言，非处方药具有不会引起药物依赖性、耐药性或耐受性，不会在体内蓄积，不良反应发生率低等特点。很多人认为非处方药就是安全保险药。其实，任何药物都有毒副作用，非处方药也不例外，非处方药的安全性也是建立在对其正确使用的基础上的。而且，它的安全性是相对于处方药而言，并不代表可以“任性”使用。

通过自身具有的常识以及书籍等渠道获取医学信息，在对自身不适症状能做出明确判断的情况下，可以使用非处方药物。如果症状不典型无法进行自我判断、病情较重或合并多种疾病的，不宜擅自使用非处方药进行自我药疗。

我能治拉肚子！
我还身上发痒，还是去医院看看吧。

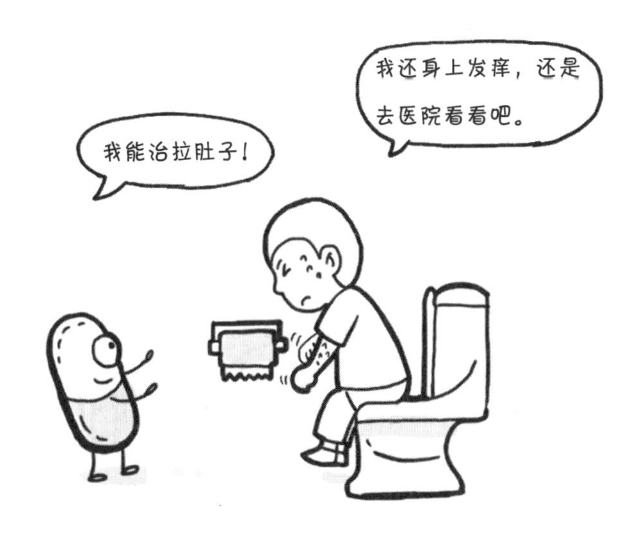

尽量到正规的连锁药店购买非处方药，不要轻易相信报纸、网络上铺天盖地的“神药”“特效药”“祖传秘方”广告，避免买到假药、劣药。

选用正确的非处方药，购买前阅读说明书的适应证、禁忌证等内容，不确定时可询问药店的执业药师。购买时还要查看药品包装完整性及有效日期，避免买到变质或过期药品。

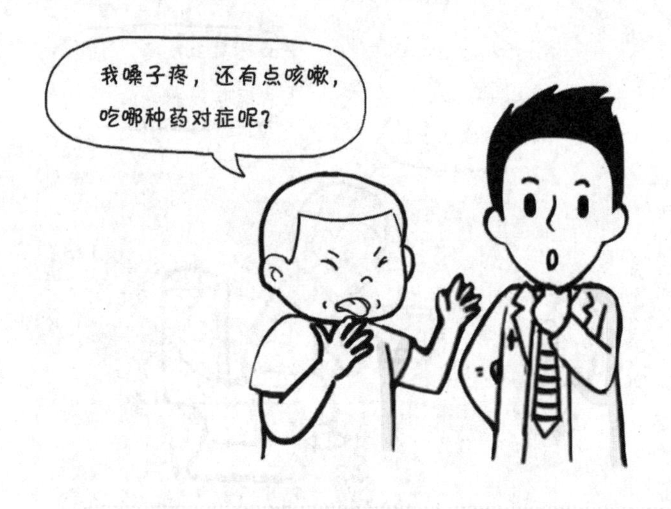

服药时详细阅读说明书，说明书是我们使用非处方药最直接的依据，其中的用法用量、注意事项、不良反应等内容对我们安全有效用药非常重要。要严格按照说明书推荐的用法用量使用，不可擅自超量减量、超时使用。

注意观察病情发展。如果服用非处方药一定时间后（一般3～5天），症状未缓解或减轻，应及时去医院就诊治疗，以免延误病情。如果服药后发生了不良反应或是其他新的症状，应立即停药就医。

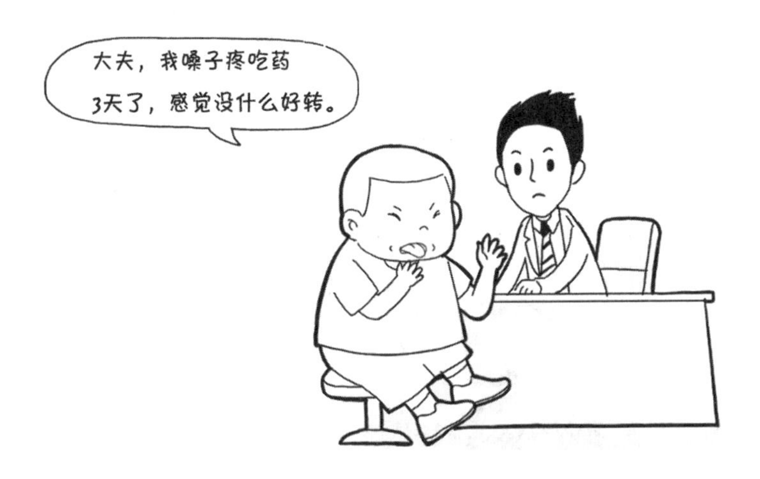

总而言之，非处方药并不是绝对安全的，尤其是我们多是在没有医生或药师指导下使用的。合理使用非处方药、重视说明书的作用以及及时寻求医学专业人士的意见才是让“安全药”更安全必不可少的因素。非处方药的使用可千万不能“任性”。

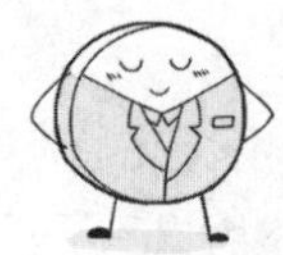

网络上的药品可以放心买吗

在网络上购买药品，只要轻轻点击手机屏幕或鼠标，就会有人把药品送上门来，既方便又快捷。但是要提醒大家注意的是，务必在药品监督管理部门批准的网站上进行购买。

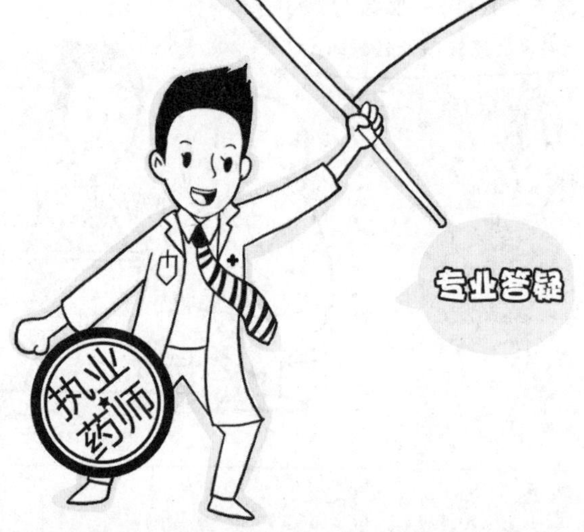

合法的售药网站，均会在其网站首页的显著位置标有相关部门颁发的《互联网药品交易服务机构资格证书》编号。判断该证书的真伪，可直接登录国家药品监督管理局官方网站进行查询。经营性网站，在其网页末端还应有当地药监部门及工商行政管理部门的备案信息。如果没有标注，则为非法药品销售网站，不能在此网站购药。

网上购药注意事项

网上药店一般都配有药师，可以通过在线咨询专业药师，获取有关购药和用药信息。

网上只能选购非处方药（OTC），这是保证网络药品交易安全的有力措施。

注意所购药品是否缺货，以免延误治疗。

出现紧急情况应及时到医院请医生诊治，以免耽搁病情。

网上药店都可利用本地医药物流系统进行药物配送，既可配送固体制剂，也可配送液体制剂。但对于外地消费者不承接液体或玻璃瓶包装的制剂。

药品验收时，必须查看药品名称、生产单位、生产日期、有效期、贮存条件等。如果是要求低温贮存的药品，送药的交通工具必须有低温装置，否则药品易变质。

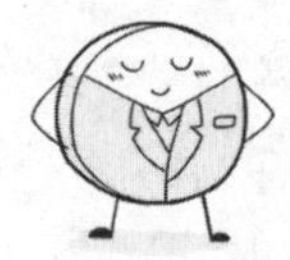

药品外包装为什么不能丢

药品外包装包含着药物的重要信息。如果将其忽视，甚至随手丢弃，不仅会给服药带来诸多不便，还会给用药安全带来隐患。

药品名称
适应证
有效期
用法用量
批准文号
某些药物的专用
生产厂家
药物

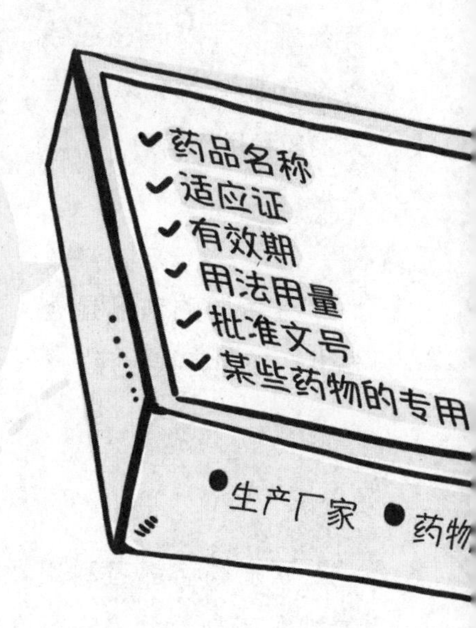

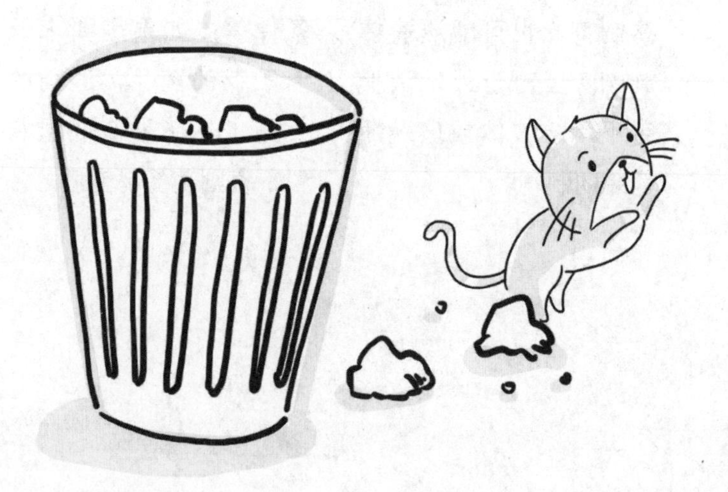

尽管药品外包装有千百种，但总体上说，药品外包装上及其内附的说明书都会包含一些基本信息。我们首先要特别关注的就是以下 6 个方面的内容：药品名称、适应证、有效期、用法用量、批准文号以及某些药物的专用标志。另外药品的生产厂家、药物成分、存放方法和不良反应这些信息也应该加以留意。

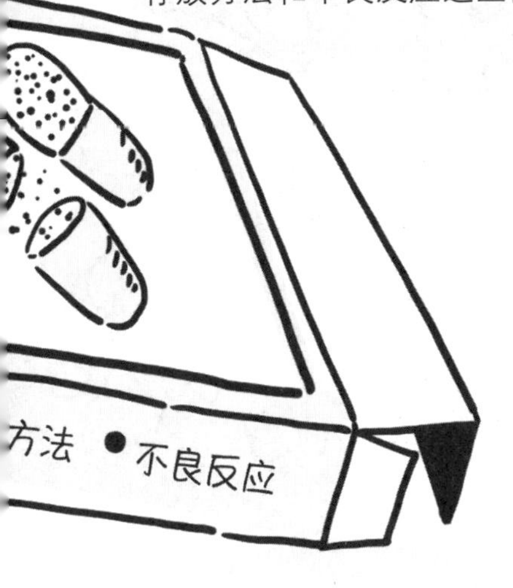

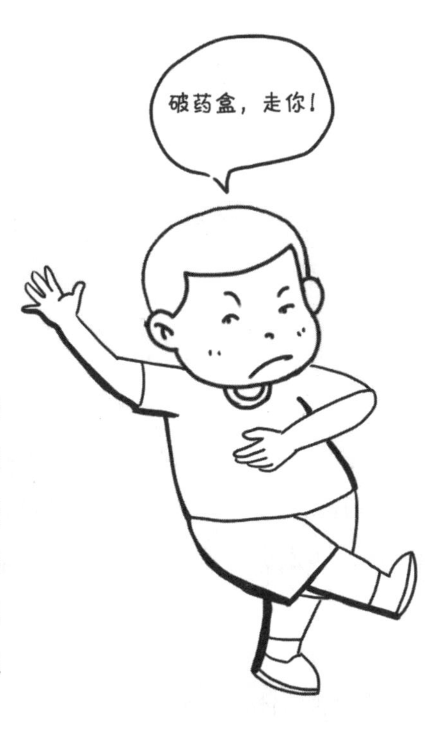

可以说，药品外包装在某种意义上是一个微缩的药品说明书，通过药品外包装能了解一些关于药品的重要信息；此外，保留药品外包装还有助于我们分门别类地储存药品。

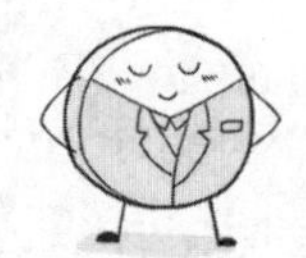

药品过了有效期还能使用吗

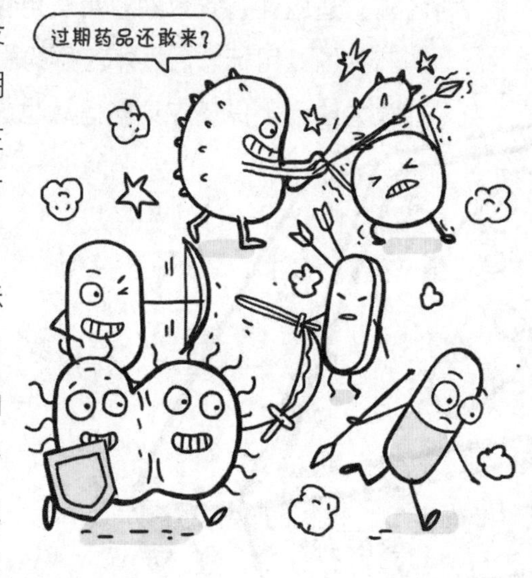

在吃药前你有没有看过药盒上的有效期呢？药品的有效期是在药品规定的保存条件下保证药物质量的期限，是控制药品质量的指标之一。药品过期后会出现效价降低、毒性增加的现象，从而对人体产生危害，因此对到达或超过有效期的药品，就不能再继续使用了。

药品的有效期应以药品包装说明上标明的有效期限为准。根据国家有关规定，药品有效期的表达方式通常按照年、月、日的顺序标注，年份用 4 位数字表示，月、日用两位数字表示。其具体标注格式为“有效期至 XXXX 年 XX 月”或者“有效期至 XXXX 年 XX 月 XX 日”；也可以用数字和其他符号表示为“有效期至 XXXX.XX”等。如“有效期至 2012 年 05 月”“有效期至 2012 年 05 月 31 日”“有效期至 2012.05”“有效期至 2012/05/31”。

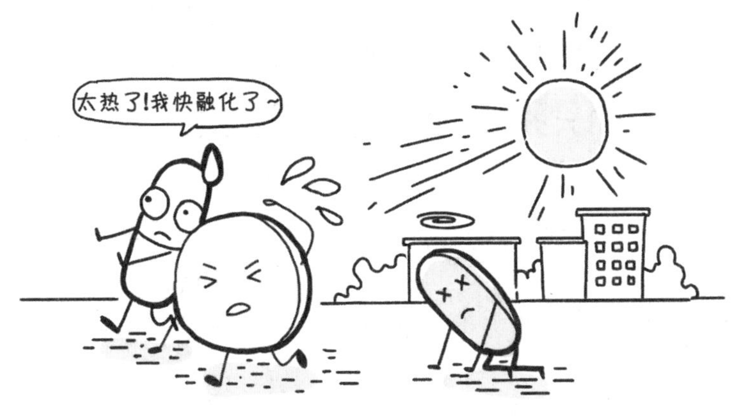

药品的有效期并不是绝对的，而是有条件限制的，这里指的条件就是药品标签及说明书中所指明的贮存条件。每种药品的有效期是指在特定的贮存条件下能保存的时间，一旦贮存条件发生了改变，药品的有效期也就发生了变化。例如规定在冰箱中保存的药品若在常温下保存，有效期就会明显缩短。

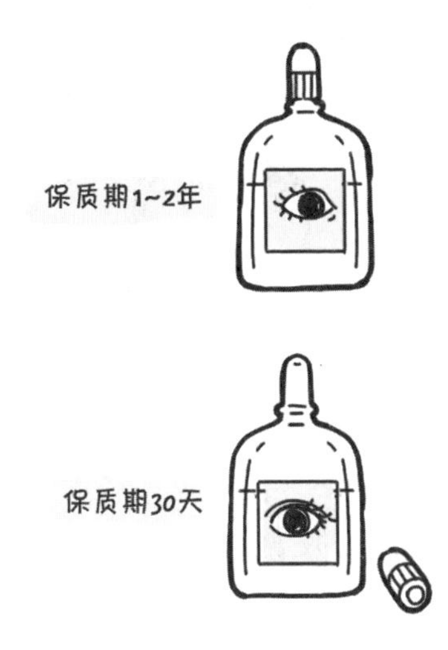

另外某些药品一旦拆开了盒子或打开了瓶盖，就应及时使用，不再适于长期保存。比如一般眼药水的保质期是 1 年或 2 年，但是开封后，使用期限最好不要超过 1 个月。所以，人们在使用药品时，应尽量做到打开原包装的药品及时使用，否则即使未到药品标注的有效期，药品也有可能失效、变质。

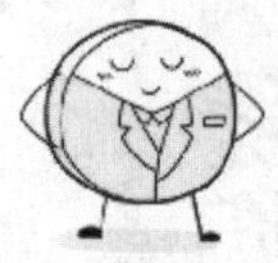

如何从药品的外观上识别药品是否变质

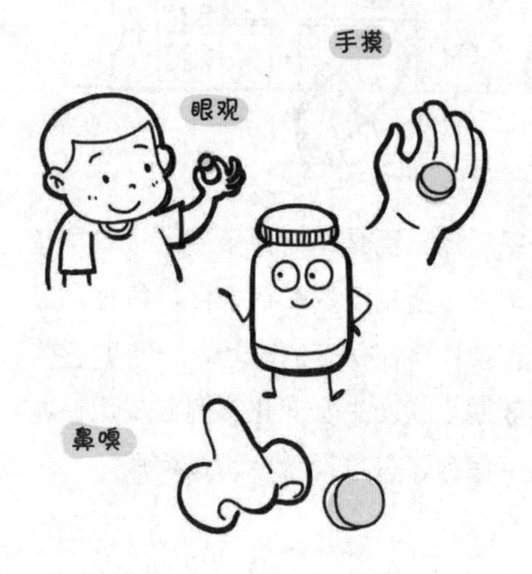

变质药品不但不具备药品的正常疗效，而且继续使用可能会对人体造成严重的危害。一般情况下，可以通过眼观、鼻嗅、手摸等方法来识别变质药品。以下介绍几种不同剂型变质药品的快速识别方法。

片剂：变质的白色药片颜色发黄；药片表面粗糙、松散、潮湿、有裂痕、粘手；片面有晶体样物质，或出现斑点、霉斑及有虫蛀；药品有特异臭味。

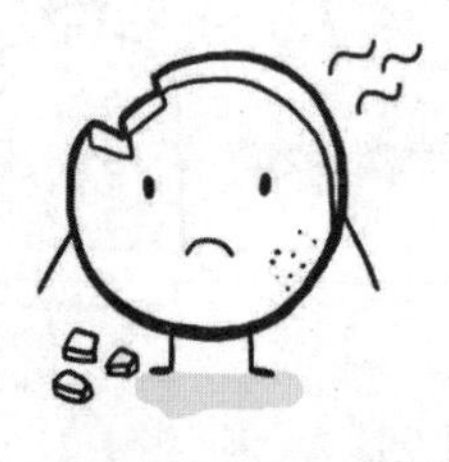

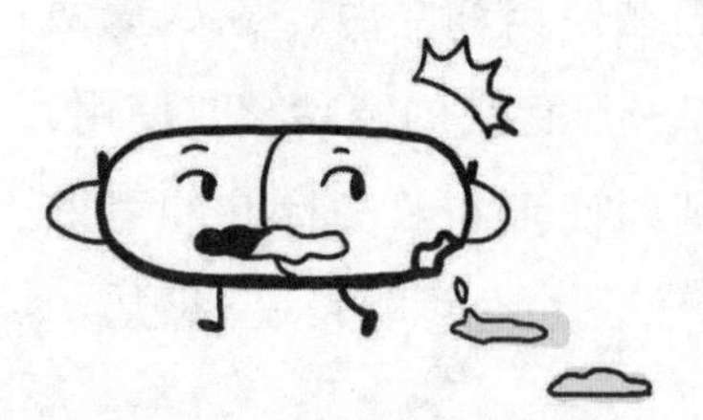

胶囊剂：胶囊变色、变形、软化、黏结；出现漏粉、发霉现象；有异味、异臭等。

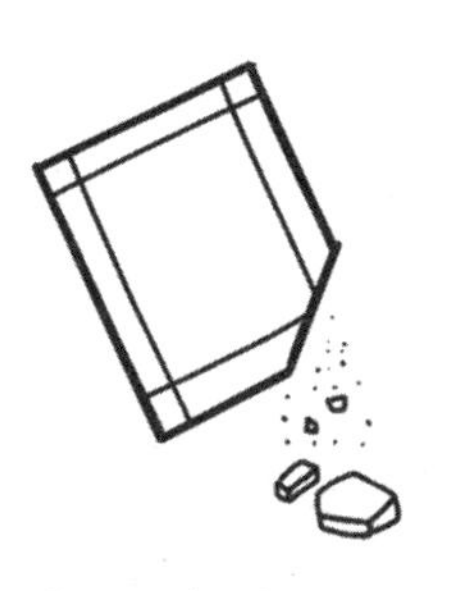

冲剂：正常的冲剂应为松散、干燥、易滚动的颗粒。如出现发黏、结块、溶化、有异臭或手捏成团的现象表明已变质。

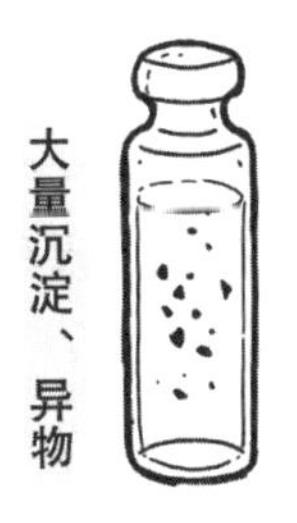

糖浆和口服液：一般糖浆剂和口服液制剂应澄清透明、无异物，少部分制剂可能有少量沉淀，但振摇能均匀地分散开。如液体中有大量沉淀，或出现块状及其他异物、霉团，或瓶口、标签出现霉变及破损，表明药物已变质。

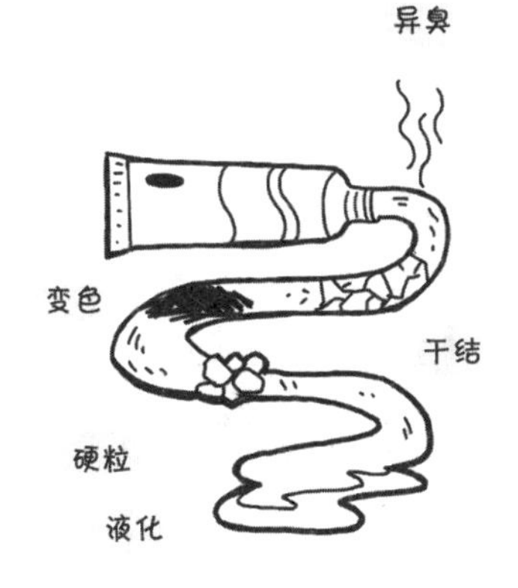

眼膏及其他药膏：此类药品若出现异臭、酸败味、干结、液化变形、变色、水油分离、硬粒物等情况，表明药品已变质。

滴眼液、滴鼻液、滴耳剂：此类药品若出现结晶、絮状物、浑浊、变色等现象，表明药品已变质。

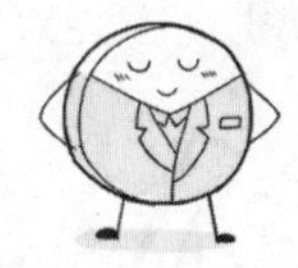

为什么药片会有不同颜色

1 药品颜色多为药物原色

药品的颜色大都为药物的原色。西药的片剂白色为多，黄连素、呋喃唑酮、维生素类等药物的原材料为黄色，所以成品药成黄色或橙黄色。

中药则一般均为棕黄色，这也是中草药浓缩、提取后的基本原色。

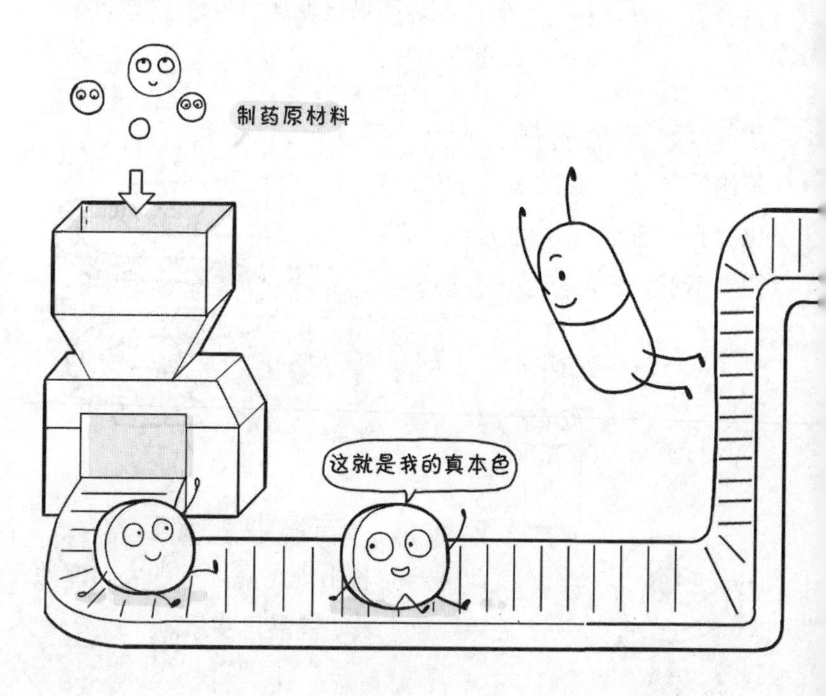

少数药物添加人工色素

现在的临床药品制剂基本取消使用人工添加色素来染色。只有少数需要特别提醒的药物，如非那根止咳糖浆、含碘喉片等，染成淡红色，是为了着重提醒患者不可随意多用。外用消毒的氯化高汞片因剧毒而染成深红色，以警示不得内服。

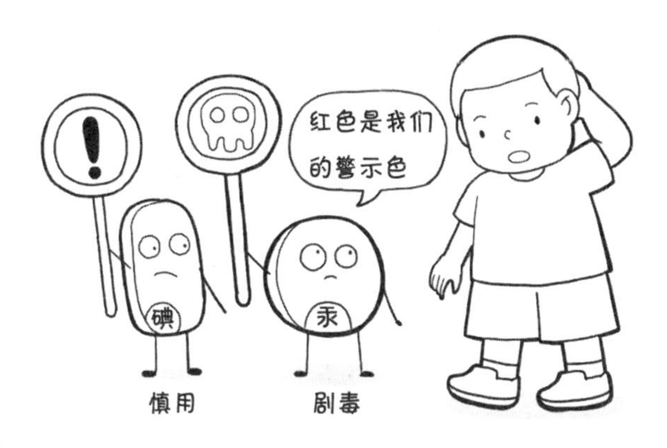

某些药物颜色是厂家商业行为

药物颜色种类多，更多体现在包衣片和胶囊药物。这些颜色没有特定的含义或统一规定，仅代表药物厂家的商业行为。

对于有些儿童药物，厂家会做一些比较吸引人的暖色调，如浅黄、橘黄、淡绿、玫瑰红等颜色，这样有助于孩子乐于接受服药。

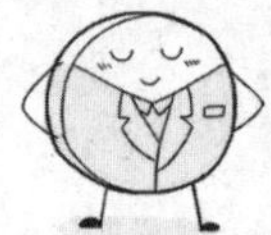

为什么有的药有包衣，有的没有

现在很多片剂类的药物都有包衣，很多人可能会问为什么要给药物包衣呢？这是因为包衣可以达到以下几个目的。

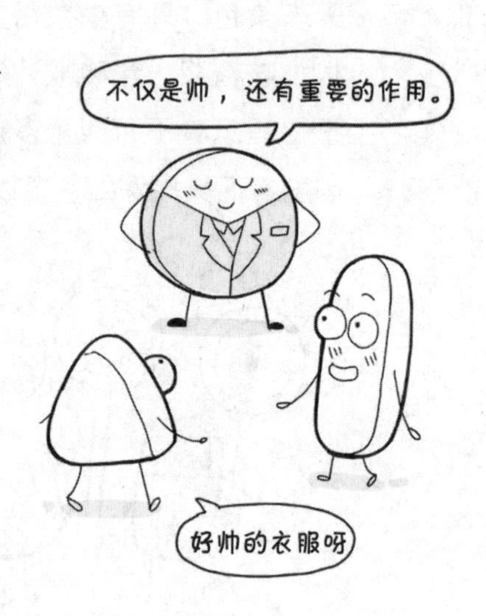

1 避光、防潮，提高药物的稳定性

青霉素V钾片是一种口服的抗菌药物，然而其片心易吸潮，会影响药物质量，因此采用醇溶防潮包衣，有较佳的防潮性能和稳定性。

2 掩盖不良气味，提高患者顺应性

俗语说“哑巴吃黄连——有苦说不出”，黄连素片（盐酸小檗碱片）是一种常用于治疗肠道感染的药物，然而它的味道太苦，因此片剂加上糖衣，掩盖黄连素的苦味。

隔离配伍禁忌成分

两种作用机制不同的药物有时联合使用可提高疗效，但当两者存在配伍禁忌时，可以将两者分别制粒、包衣、压片，避免两者的直接接触。

提高识别度

很多片剂外观差异很小，容易给药师配药、护士摆药带来不便，造成拿错药、用错药的现象；而且药片相似度太高，也不利于患者用药。因此采用不同颜色包衣，可增加不同片剂的识别度，增加用药的安全性。

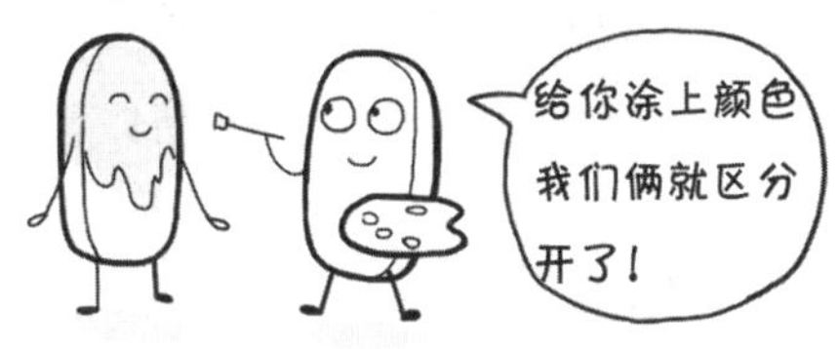

提高流动性

药物生产过程相当重要，所以对片剂的要求很高。但是片剂一般流动性不好，包衣后片剂表面光洁可提高流动性，利于药物的生产。

提高美观度

有包衣的药片更容易让服药者接受，特别是儿童和老年患者。孟鲁司特钠（顺尔宁）咀嚼片是儿科常用药，用于治疗哮喘和过敏性鼻炎。但是儿童患者一般不懂得治疗的重要性，从而难以克服用药时的不适感，因此顺尔宁片采用了鲜艳颜色的包衣，并把儿科常用的 4mg 规格设计成咀嚼片，大大提高了儿童患者的顺应性。

7 改变药物释放的位置及速度

胃溶、肠溶、缓释控释等药物通常需整片吞服，以免破坏包衣结构，影响胃溶、肠溶、缓释控释的效果。

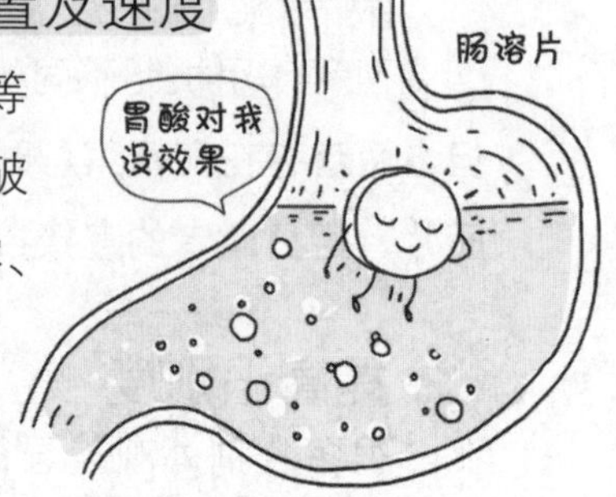

肠溶片是指在胃液中不崩解，而在肠液中能够崩解和吸收的一种片剂，它通常是在普通片剂外面包裹一层肠溶包衣。例如奥美拉唑及奥美拉唑镁在酸性环境中不稳定，进入胃中受胃酸的酸性环境影响会分解。所以需要制成肠溶片或胶囊。

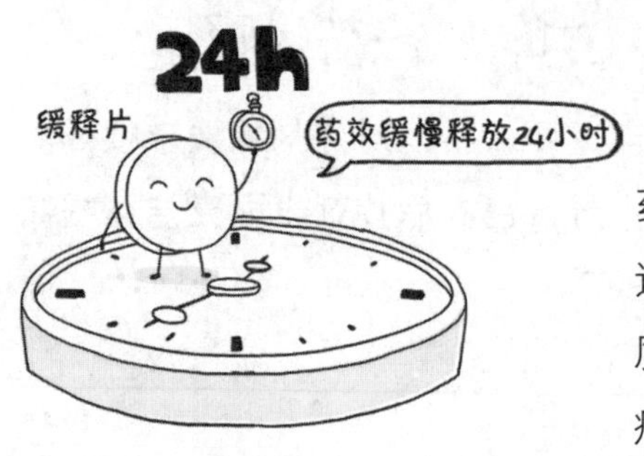

缓释片、控释片：通过药剂学的技术使药物在胃肠道内缓慢释放或以预定的速度释放，从而延长药物的治疗作用时间，减少服药次数，方便患者用药。

通常在药片外面包裹一层均匀的高分子薄膜，通过薄膜材料种类的选择和膜厚度的调节，控制膜内药物按照临床需要的速度释放，达到缓释和控释的目的。例如硝苯地平控释片，服用后在 24 小时内近似恒速释放，不受胃肠道蠕动和 pH 的影响，服用后的空药片可完整地经肠道排出。

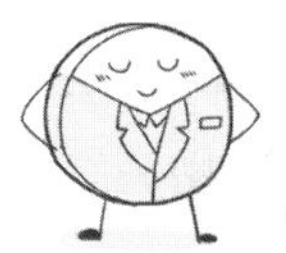

不是所有药物都可以掰开吃

生活中，很多人认为如果药片比较大，将药掰碎后再服用，不仅利于吞咽，而且能更好地发挥药效。殊不知，并不是所有药物都可以掰开服用。

日常生活中常见的药物根据释放时间不同大致分为三种，即常释、缓释和控释片（胶囊）。

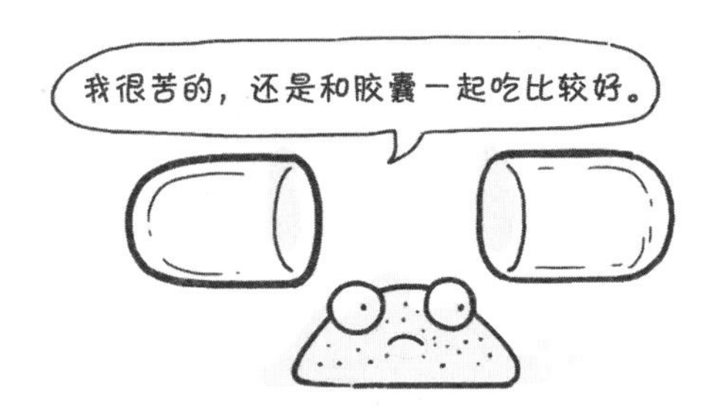

常释片（胶囊）是将原药压成药片（或包成胶囊，药片表面可能着色），包括糖衣片、普通的薄膜衣片、各种普通胶囊（如软胶囊、硬胶囊），它们没有特别的结构，内外一致，服用时在胃内即可吸收，此类药片（胶囊）分割服用不影响药物的释放和溶解速度，对于有吞咽困难等特殊需求的患者来说，掰开吃基本无妨，不影响药效。但这些药物做成胶囊和糖衣片的目的，一般是为了掩盖药物的不良气味（如苦味、涩味、臭味等）或减轻药物对胃的刺激性，因此建议无特殊原因不要掰开服用。

外衣被破坏了，
要被胃酸溶解了……

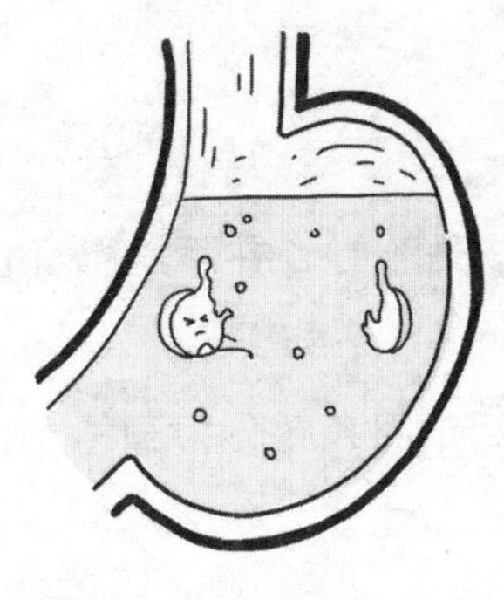

但要注意，同样是包衣，肠溶衣就完全不同。如果某药物的通用名写着“XX 肠溶片（或肠溶胶囊）”，就说明这种药片外面包有一层特殊的肠溶材料，这种材料不溶于酸性较强的胃液，而是一直等到药片到达 pH 值偏中性的肠道才开始溶解，里面的药物这时才开始释放。将药物做成肠溶片：一是为了保护药物不被胃酸分解；二是为了保护胃不受药物刺激。如果将肠溶片掰开服用，保护屏障就会被破坏，会造成药效下降或引起胃部不适，严重的还会导致胃溃疡。因此，肠溶片不能掰开服用。

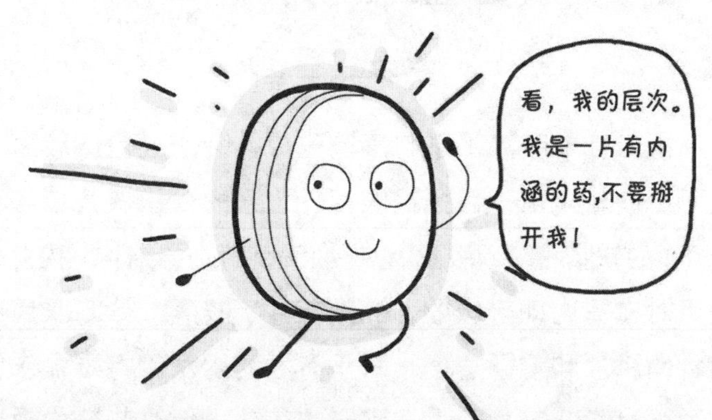

常释制剂多层片可以通过不同的药物或辅料调节药物的释放速度，所以也不能掰开服用，如多酶片，在酸性条件下易被破坏，故服用时切勿嚼碎。

还有一些药片有着更加复杂的结构，那就是缓释片和控释片。为了使药物缓慢平稳地释放，这两种片剂都采用了特殊的药片结构，包括膜型和骨架型两种。缓释片和控释片被分割后，控释膜或控释骨架被破坏，药物会迅速全部释放出，无法达到控释或缓释的目的，还可能引起体内药物浓度骤然上升，造成药物中毒。因此在服用此类缓释片和控释片时，要完整吞服，不能掰开或嚼碎服用。

外膜被破坏了，我要
控制不住自己了

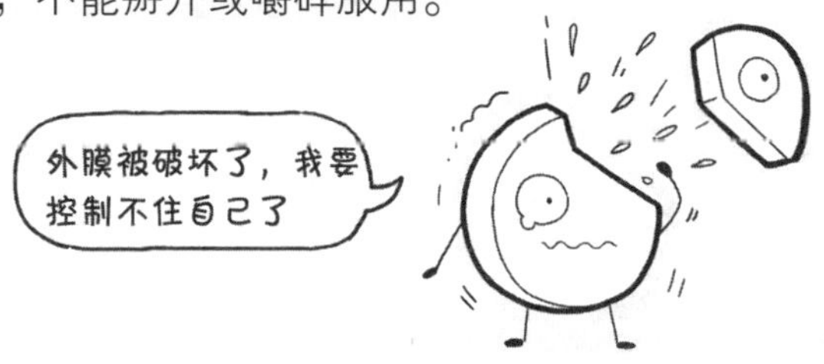

但是，骨架型缓控释片中由于药物和骨架材料完全均匀分散，因此，可以将片剂掰成 2 个半片分次服用，这种缓、控释片剂一般片身中有刻痕，如依姆多（单硝酸异山梨酯缓释片）、倍他乐克（琥珀酸美托洛尔缓释片）等，可沿着片身刻痕掰开，但不得咀嚼或压碎。

再见，我要
先离开了哦
没关系，分开一半
我的药效也不会变

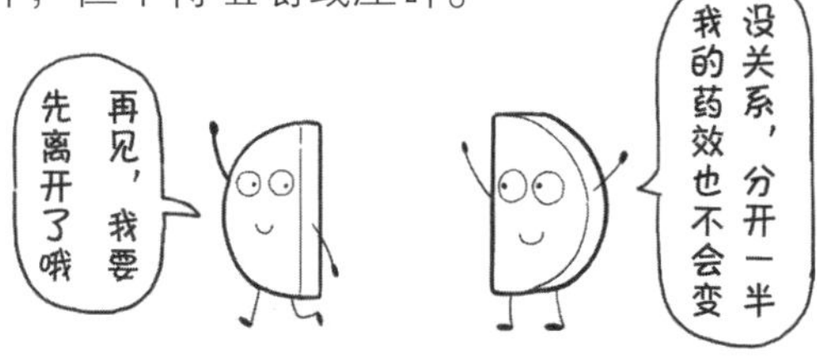

所以，一定要在服药前仔细阅读说明书中“用法用量”一项中的内容，如果说明书中有“整粒吞服”“不可掰开或碾碎”等提示，就不要掰开服用。

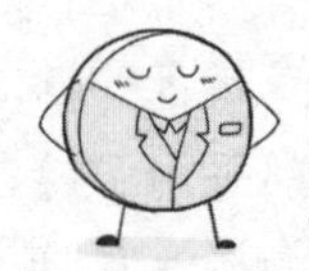

打针一定比吃药好吗

有人说打针比吃药好，因为口服药没有注射药见效快；也有人宁可多吃药，不愿意打针。实际上，吃药和打针并没有绝对的优劣之分，究竟是选择吃药还是打针，要根据具体病情以及药物的性质和作用来决定。

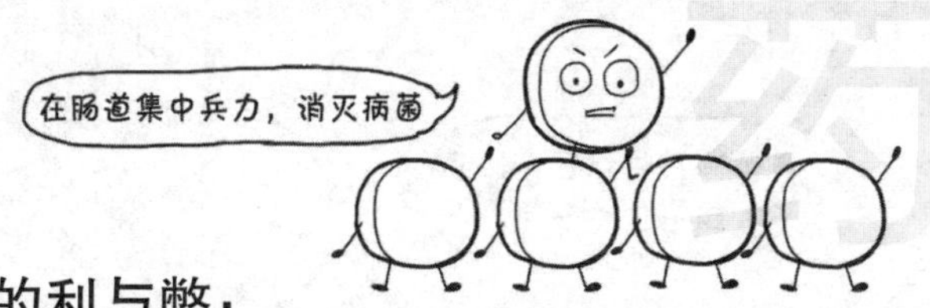

吃药的利与弊：

口服药安全可靠，是最简便易行的给药途径。普通的口服药片、胶囊、口服液等都是通过口腔，经食管进入胃肠发挥药效。一般情况下，口服药物少数在胃部被吸收，大部分是在小肠内被吸收。吸收后的药物，可通过血液循环系统送达全身各处，发挥疗效。另外有些口服药物在进入胃肠道后，并没有被吸收，而是滞留在肠道中，在病变局部保持较高的药物浓度，有利于提高药效。如治疗肠道疾病肠炎、痢疾等，医生常让患者服用庆大霉素一类的药物，由于它很少被肠道所吸收，既可以有效地杀灭病菌，又能避免因被吸收对听神经造成的毒性反应。此时，口服要比注射效果更佳。

但是，口服药品在进入血液循环系统之前，通常会被胃肠道中的胃酸以及消化酶等破坏，有些药物如果采用口服的方式，会因此而药效尽失，故只能采取静脉注射等方式。如治疗糖尿病的药物胰岛素就不宜口服，通常采用注射方式。

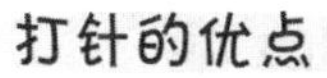

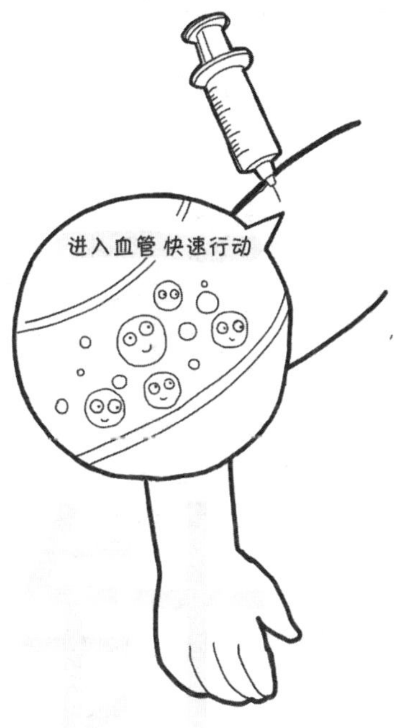

打针的利与弊：

通常所说的“打针”是指肌内注射。肌内注射给药，药物的吸收速度比口服给药要迅速，能够很快提高血液中药物的有效浓度。针对一些急重症疾病，打针的效果的确要比吃药好。但打针这种用药方法，操作复杂，操作人员需要有一定的技术，所用的器具也要采取严密的消毒措施，而且会使患者感到疼痛。打针要刺破皮肤，操作不当容易产生感染，或传播疾病。吃药则没有这方面的弊端。

打针的缺点

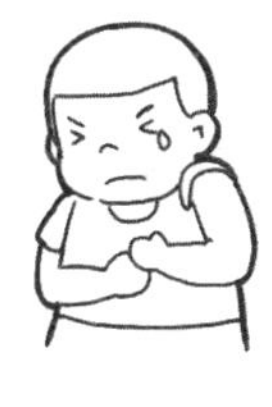

疼痛

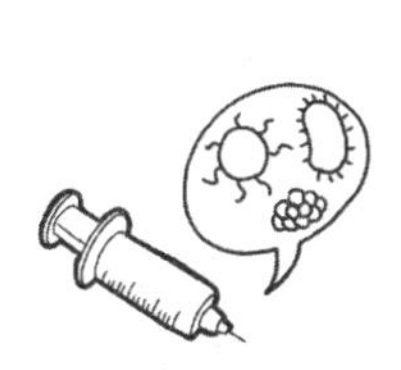

传播疾病

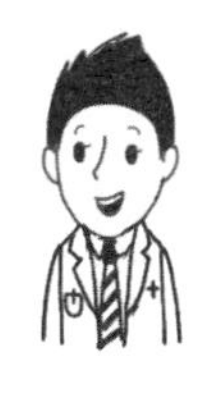

由专业人员操作

总之，无论打针还是吃药，只要操作得法，用药得当，都能够达到治疗疾病的目的。选择吃药还是打针，要根据病情和药物的性质来决定，不可片面地认为哪种方法绝对更好，而要具体情况具体对待，关键是达到最好的疗效。

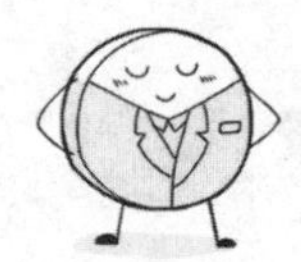

生病了吃药要按时按量，不可随意加减

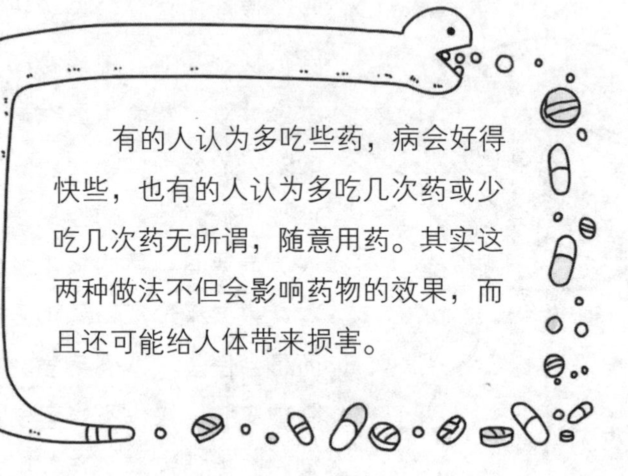

有的人认为多吃些药，病会好得快些，也有的人认为多吃几次药或少吃几次药无所谓，随意用药。其实这两种做法不但会影响药物的效果，而且还可能给人体带来损害。

药品的用量直接关系血液中药物的浓度，而达到一定的浓度是药物发挥治疗作用的必要条件。剂量太小，达不到治疗目的；剂量太大，不一定能增加相应的药物疗效，相反会加重药品的不良反应，甚至引起药物中毒，尤其是一些治疗剂量和中毒剂量较为接近的药物。

服药次数也是维持血液中有效药物浓度的重要因素。药物进入人体后，经过一系列过程，逐渐被排出体外，如不及时补充，血中药物浓度降低，药物治疗作用将随之减弱。但是如果缩短用药间隔时间频繁给药，相当于增加了用药剂量，会加重药品不良反应，易造成药物中毒。每种药物的服药间隔时间是由药物的消除速度决定的，在体内消除快的药物，用药次数可略多，在体内消除慢的药物，用药次数可少些。

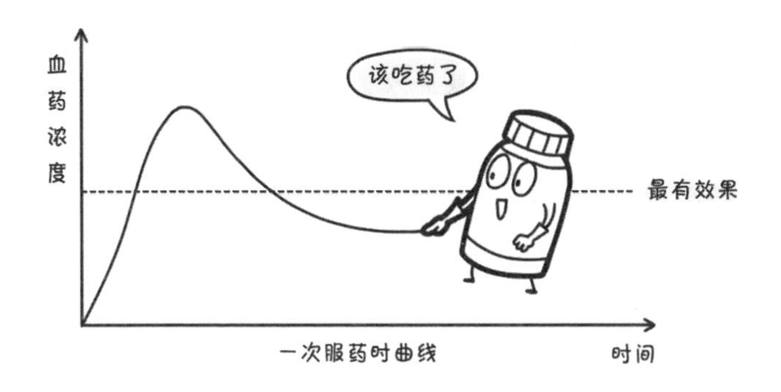

此外，对于一些缓释制剂，其药物释放速度和血液中的药物浓度都是经科学的方法精确设定的，一次用药后往往可以维持 12 ～ 24 小时不等，一些长效制剂维持时间可更长。增加这类药物的用药次数和剂量，只会造成浪费、增加副作用，不会对健康有利。

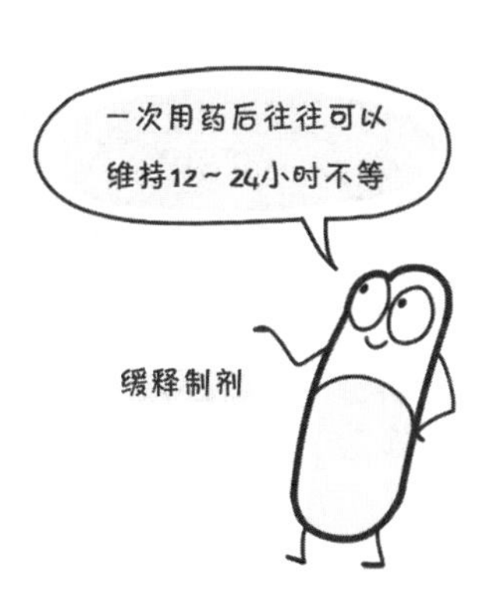

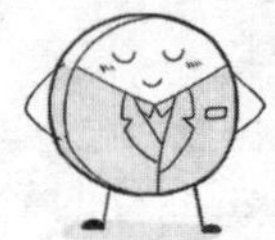

你知道“一日3次，饭前服用”的正确含义吗

药品说明书或医生处方上说的“一日3次，饭前服用”，是指需要每日准时在三餐前服药。“一日3次”是药物学家根据实验测定出药物在人体内的代谢速率后确定的，意思是将一天24小时平均分为3段，每8小时服药一次。只有按时服药才能保证体内稳定的血药浓度（血液中药物的浓度），达到治疗的效果。如果把3次服药时间都安排在白天，会造成白天血药浓度过高，而夜晚又达不到治疗浓度。

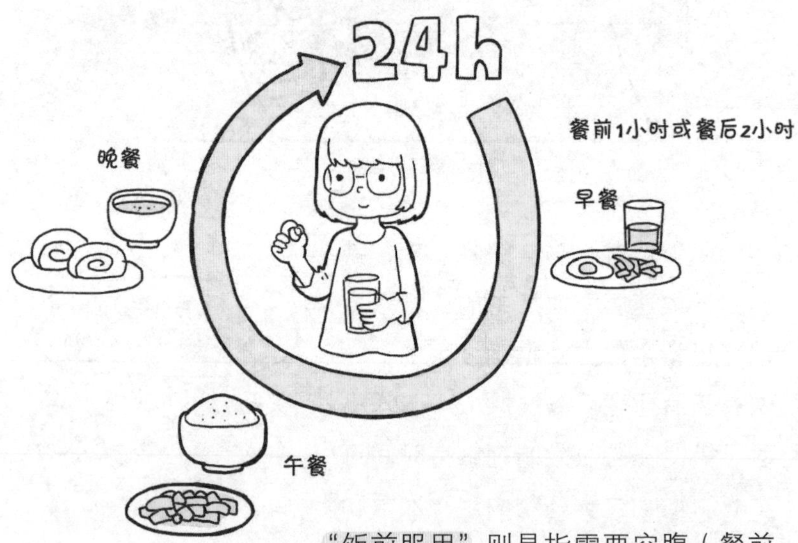

“饭前服用”则是指需要空腹（餐前1小时或餐后2小时）服用药物以利吸收。如果你在吃饭前刚吃过一些零食，那此时的“饭前”并不属于“空腹”。

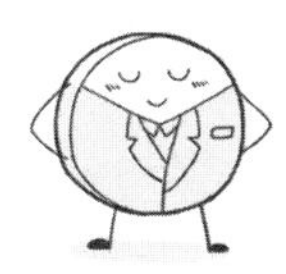

胶囊太大了吃不下，能拆开服用吗

药物制成胶囊剂服用的主要目的是消除或掩盖某些药物的苦味和难闻气味，避免有些药物对口腔黏膜和胃黏膜的刺激。

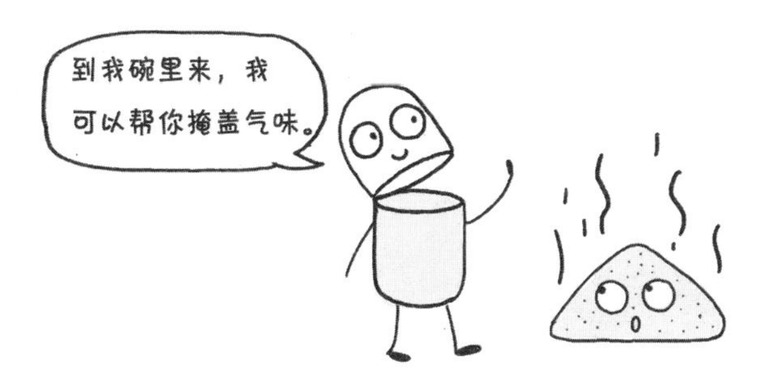

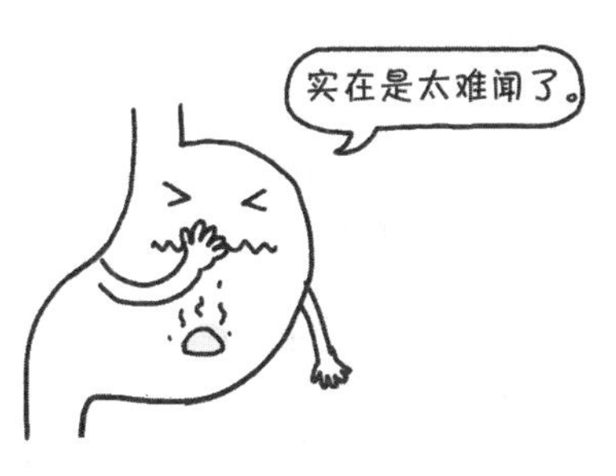

如果将胶囊拆开后把药物倒出服用，可能出现由于药物味苦、难闻或刺激口腔黏膜、胃黏膜而引起恶心、呕吐、腹痛、食欲不振等现象；对于肠溶胶囊，拆开后服用，药物不但会刺激胃黏膜，而且药物被胃酸破坏，不能很好地到达肠道被吸收，导致达不到预期的治疗效果。

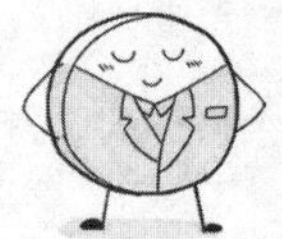

过期药品能直接扔进垃圾桶吗

目前，家庭过期药品已被明确列入《国家危险废物目录》，是重要的环境污染源之一。

过期药品容易分解、蒸发，如果当成普通垃圾来处理，药品中的有害成分渗透到土壤和水分中，会造成环境污染。药品的化学成分在自然环境中难以净化，最终会通过饮用水、粮食作物等再进入人体，给人体健康带来很大的威胁。

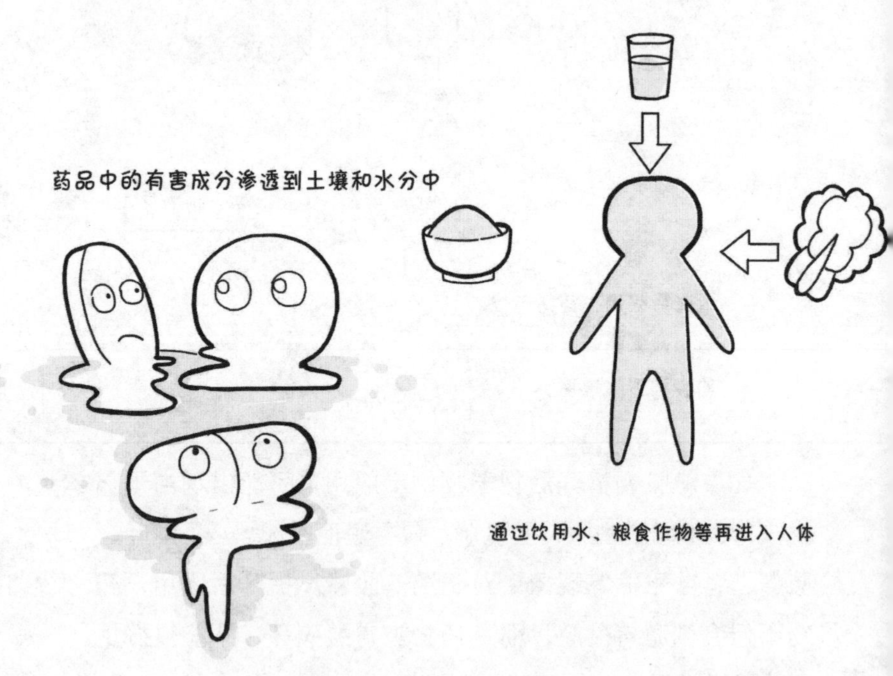

另外，随意丢弃的药品也容易被不法商贩更改包装，重新流入市场，或者被儿童捡拾引发药物中毒等危险情况。

因此，过期药品不能随意扔进垃圾桶，而是需要应用医疗用品的专业销毁方式进行处理。目前，我国政府部门、医药企业和零售药店经常会开展过期药品公益回收活动。在一些社区，也定点设立了家庭过期药品回收箱，方便大家将过期药品送至回收点进行回收。

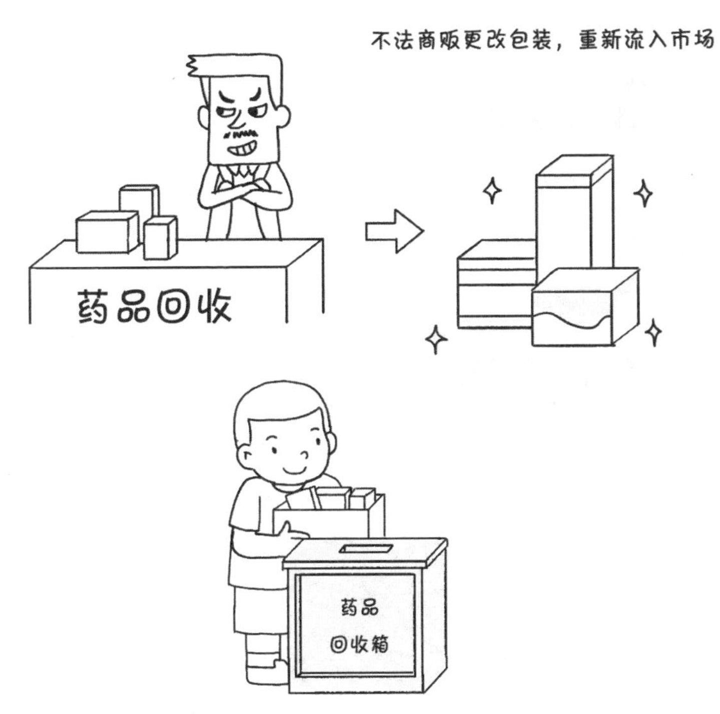

定期整理后把过期药品送进专门的回收箱

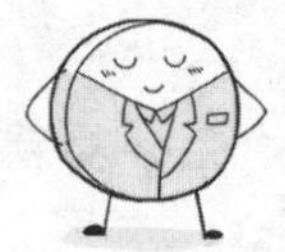

有些药物不宜用热水送服

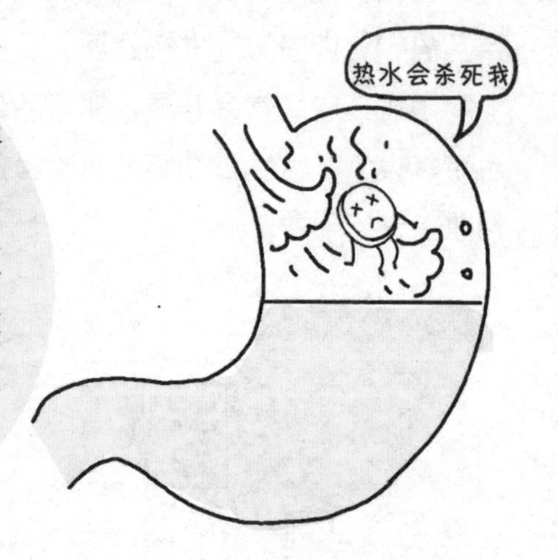

活菌药

双歧杆菌、枯草杆菌等益生菌不耐高温，用开水冲泡或送服可使其灭活，导致药效降低。一般宜选用低于40℃的温水或凉开水冲服、送服。

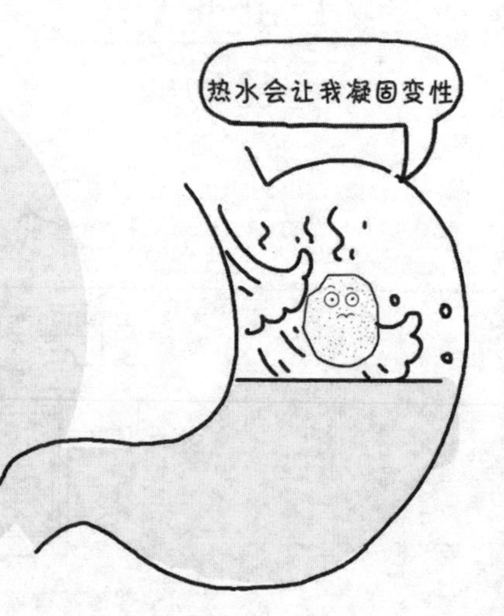

消化酶类药

消化酶类为蛋白质性质，遇热易变性。复方消化酶、胃蛋白酶等消化酶类药受热易凝固变性，导致药效降低或失效，应用凉开水或温开水送服。

40℃的水温足够让我分解了

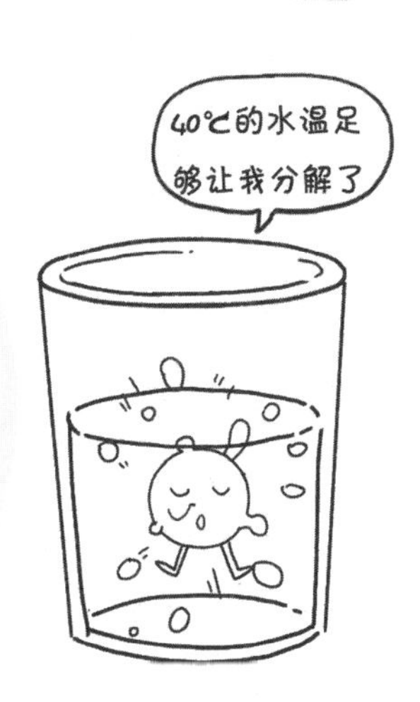

维生素C

维生素C泡腾片为水溶性维生素，性质不稳定，用热水冲泡时易氧化分解，影响疗效。维生素C泡腾片用40℃以下的温水即可溶解，不需要用热水。

40°C
你太热了，离我远点。

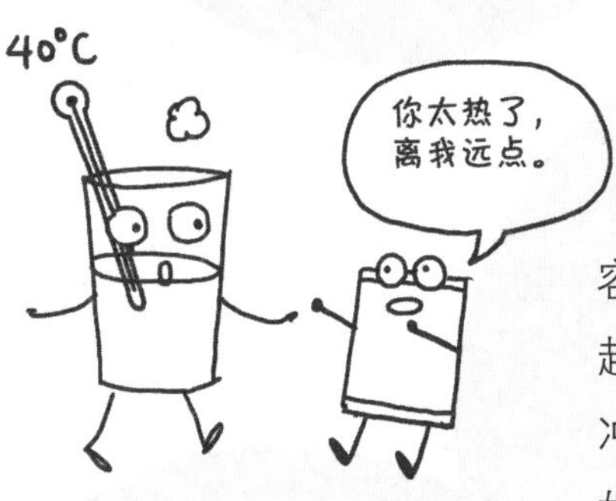

阿莫西林

阿莫西林遇热不稳定，容易形成高分子聚合物，引起类似青霉素的过敏症状。冲服阿莫西林颗粒时应控制好水温，最好在40℃以下或用凉开水冲服，冲后最好马上服用，不宜久放。

清热解毒类中药

清热解毒类的中药也不宜用热水冲服。因这类中药常带有芳香挥发油，例如金银花、菊花、栀子等。热水冲服易加速挥发油挥发。因此，清热解毒类的药物最好凉服。

热水加速药效挥发

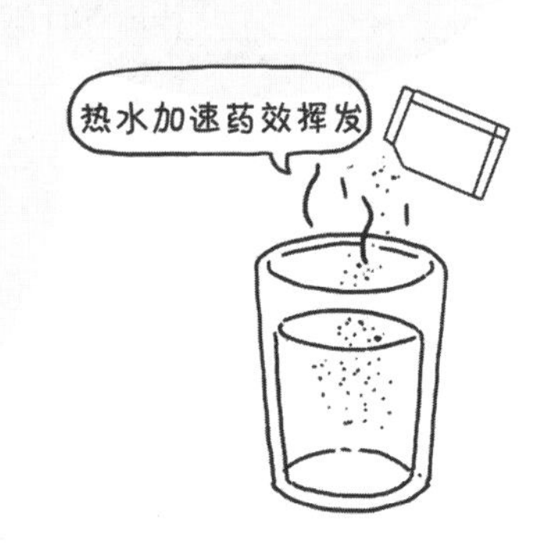

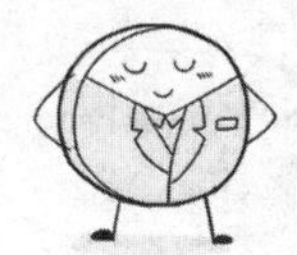

身边没水 可以干吞药片吗

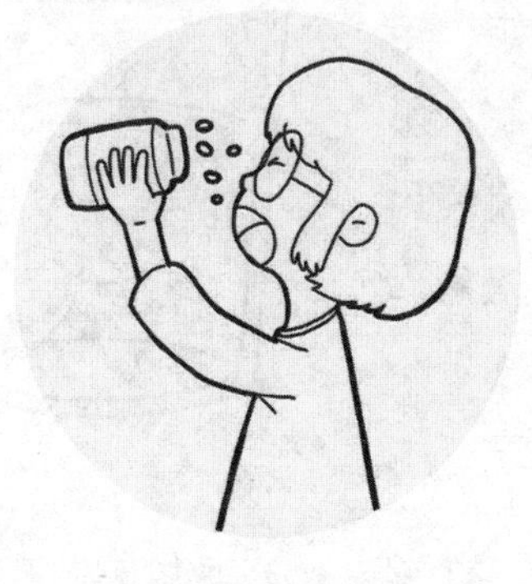

多数药物都是需要用水来送服的，但有时，很多人为了省事，会直接干吞药片，其实这样做会有很多隐患。

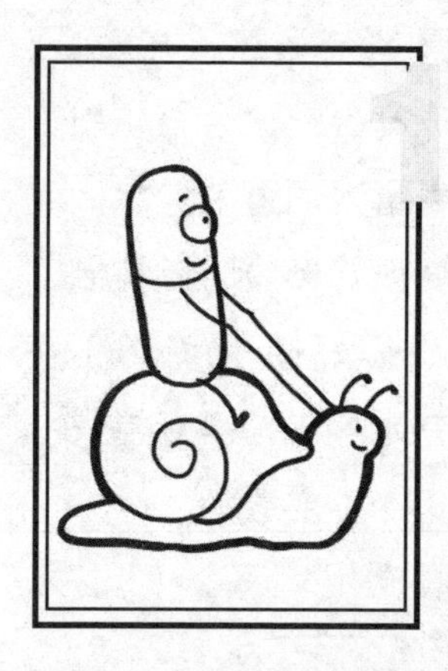

药物起效慢

人体食管有三处生理性狭窄，当食物、药物经过时容易滞留，或需更长时间才能到达胃肠道。吃药片时喝水，能帮助药物更快地到达胃肠道，利于吸收起效。干吞药片时，药物到达胃肠所需的时间变长，起效变慢。

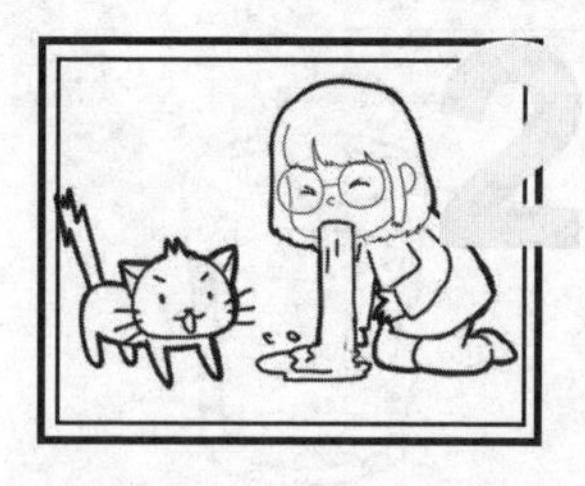

容易引起恶心、呕吐

有些药物具有特殊的味道，如果干吞，刺激性更明显，容易导致恶心，甚至把药物、食物呕吐出来。

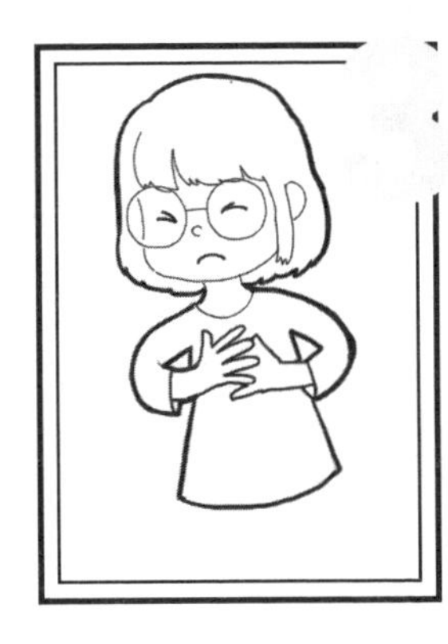

伤食管

干吞药片时，药片容易粘在食管壁上。一些药物对食管黏膜具有刺激性（如治疗骨质疏松的药物双膦酸盐），滞留在食管可造成胸骨后疼痛、烧灼等不适，严重时还会引起食管炎、食管溃疡和食管糜烂。

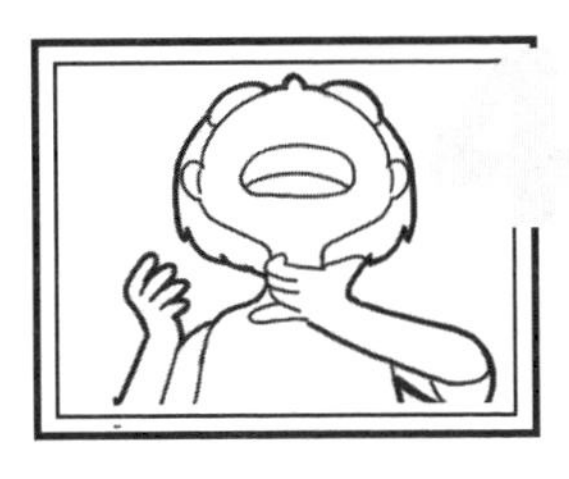

容易误吸

食管和气管离得很近，如果干吞药片，很容易引起误吸。一旦药片吸入气管，很可能引起窒息，威胁生命。

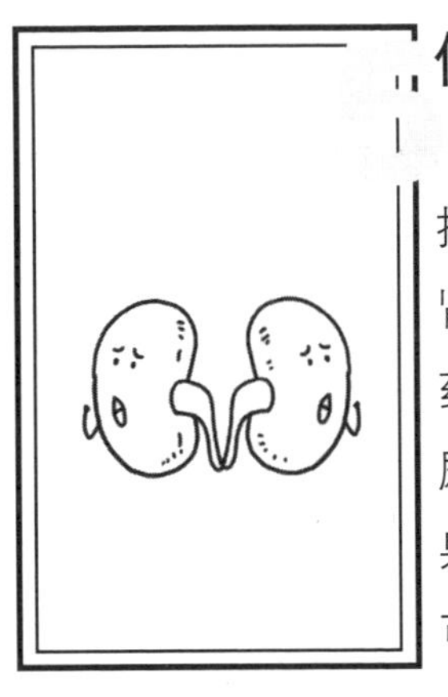

伤害肾脏

磺胺类抗菌药等药物，在经过肾脏排泄时容易在尿液中析出结晶，可能对肾脏造成损伤。促进尿酸排泄的抗痛风药（如苯溴马隆），服用后会使尿液中尿酸浓度增大，容易形成尿酸结晶。如果服这些药时喝水不够，甚至干吞，很可能影响药物排泄，伤害肾脏。

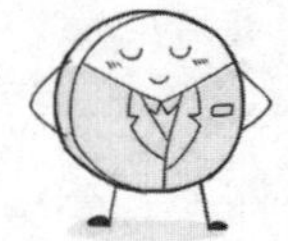

泡腾片
要等“消气”了再喝

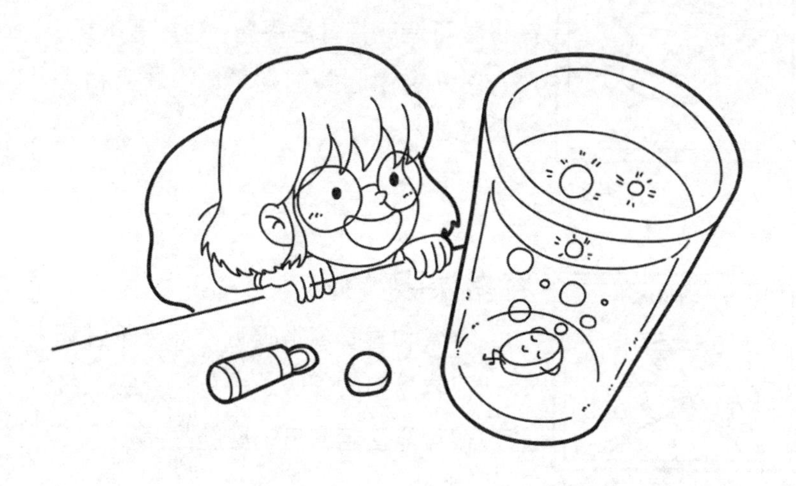

服用泡腾片时，最重要的是得消消气再喝。泡腾片放入水中后，会发生反应，产生大量气泡，像汽水一样，这时千万别急着把它当汽水喝。当泡腾片放入水中后，其中的有机酸和碳酸（氢）盐发生反应，产生大量的二氧化碳气体，使片剂迅速崩解，一般全过程需要 1 ~ 5 分钟。如果在气泡消失前饮用，未崩解部分可能在口腔、食管或胃内继续崩解，产生大量的二氧化碳气体，造成腹胀、腹痛、打嗝，气泡流入呼吸道，还可能造成呛咳等。

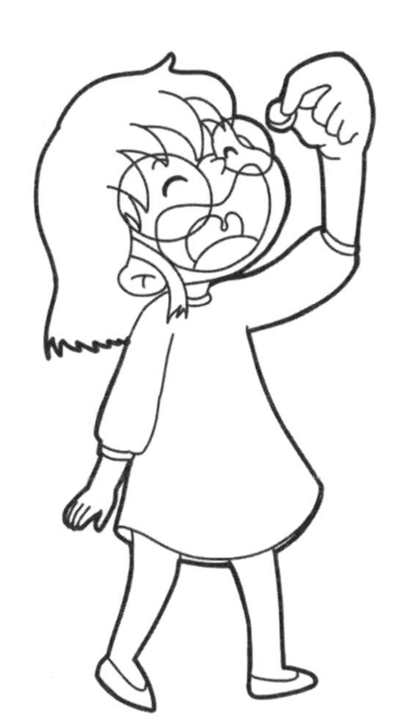

泡腾片也不可直接放入口腔，药物崩解的整个过程如果在嘴里进行，短时间内生成大量气体，影响呼吸，甚至可能出现窒息，十分危险。

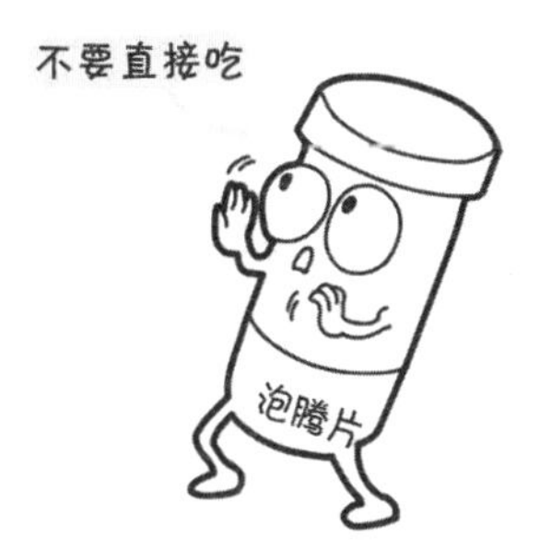

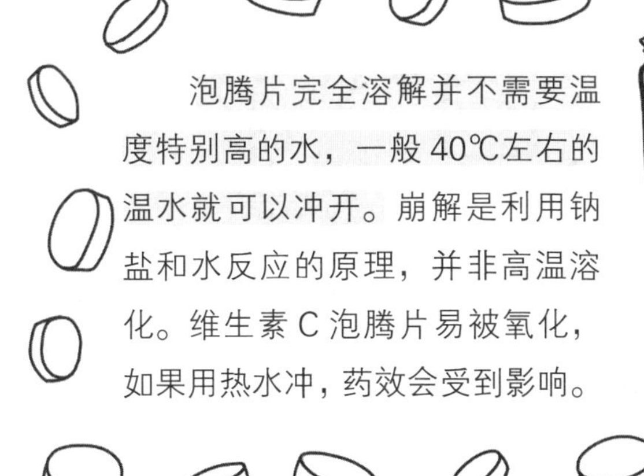

泡腾片完全溶解并不需要温度特别高的水，一般40℃左右的温水就可以冲开。崩解是利用钠盐和水反应的原理，并非高温溶化。维生素C泡腾片易被氧化，如果用热水冲，药效会受到影响。

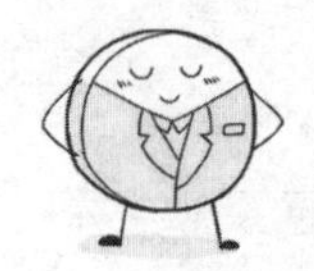

可以用果汁送服药吗

在各种果汁类饮料中通常都含有维生素 C、果酸等，这些酸性物质可使许多药物提前分解，或是包糖衣容易提前溶化，不利于药物吸收，还易对胃肠道产生刺激，甚至会出现较严重的不良反应。

碱性药物更不能与果汁同时服用。因为酸碱中和会使药效大减，如果用果汁或酸性饮料送服复方阿司匹林等解热镇痛药、黄连素以及螺旋霉素等糖衣抗生素，会加速药物溶解，损伤胃黏膜，严重的可导致胃黏膜出血。

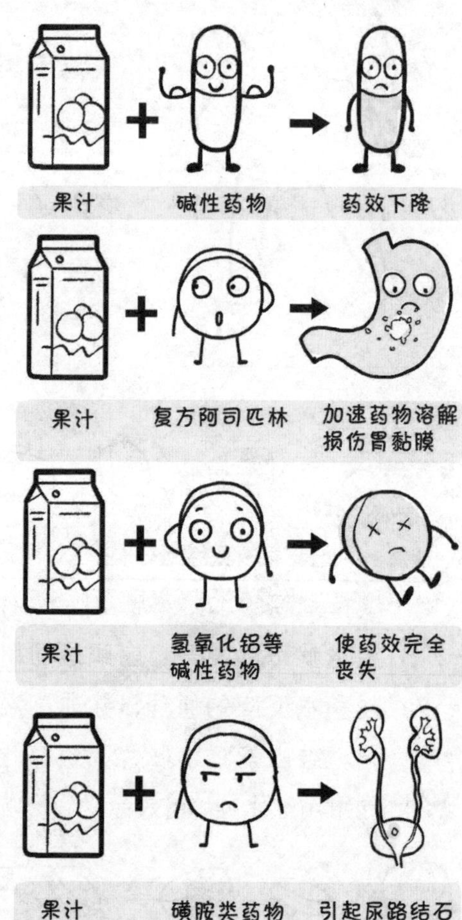

用果汁送服氢氧化铝等碱性药物，会因酸碱中和而使药效完全丧失。送服复方新诺明等磺胺类药物则会降低药物的溶解度，引起尿路结石。

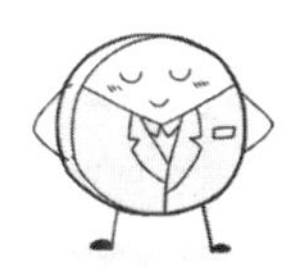

可以用牛奶送服药吗

牛奶与药物同时服用，牛奶会在药物和胃黏膜表面形成一层薄膜。

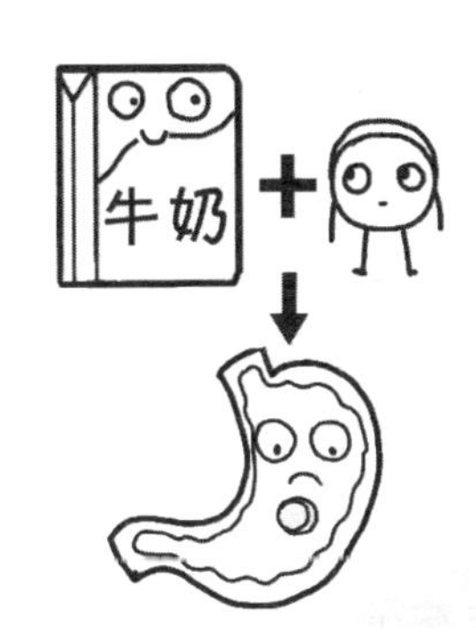

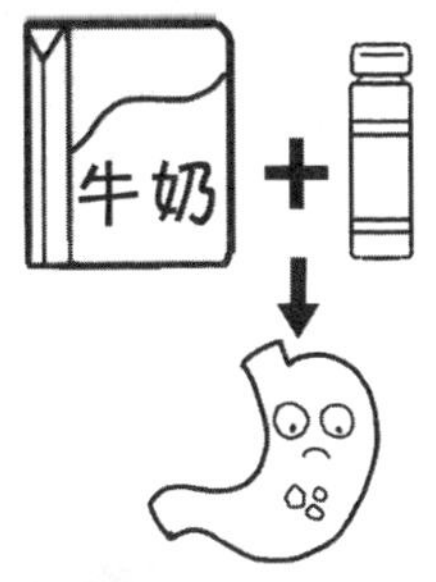

牛奶中的蛋白质可与葡萄糖酸钙等药物形成凝块，影响吸收并且加重胃肠道的负担。

牛奶中的钙、磷等容易和中药中的有机物质发生化学反应，生成难溶性的化合物。

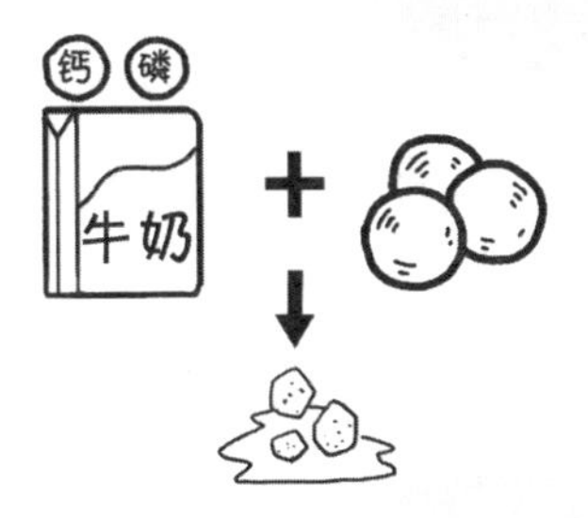

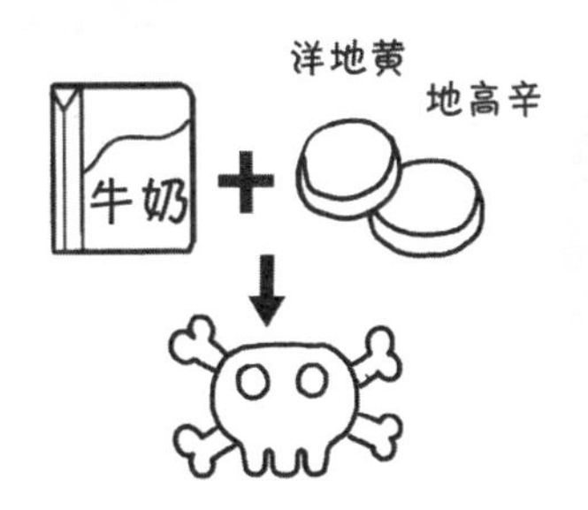

牛奶与洋地黄、地高辛等强心剂同服时，牛奶中含有的钙能增强药物的毒性。

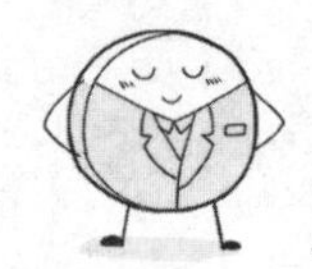

服药期间要管住嘴

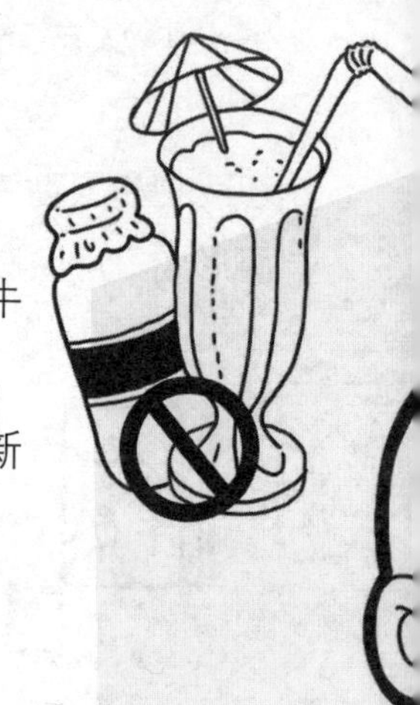

抗生素忌牛奶、果汁

服用抗生素前后 2 小时不要饮用牛奶或果汁，因为牛奶会降低抗生素活性，使药效无法充分发挥；果汁（尤其是新鲜果汁）富含的果酸会加速抗生素溶解，不仅降低药效，还可能增加毒副作用。

抗过敏药忌奶酪、肉制品

服抗过敏药期间忌食奶酪、肉制品等富含组氨酸的食物。因为组氨酸在体内会转化为组胺，而抗过敏药抑制组胺分解，造成组胺蓄积，诱发头晕、头痛、心慌等不适。

钙片忌菠菜

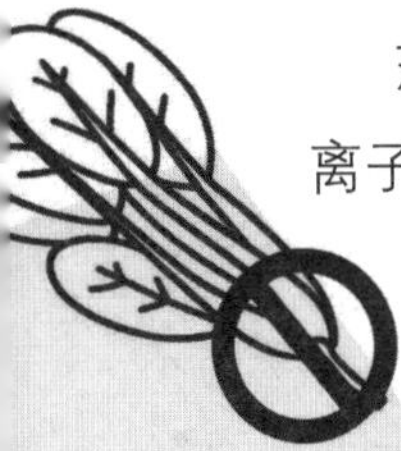

菠菜含有大量草酸钾，进入人体后电解的草酸根离子会沉淀钙离子，妨碍人体吸收钙，还会形成草酸钙结石。服钙片前后 2 小时内不要进食菠菜，如果要吃的话需先将菠菜焯一下。

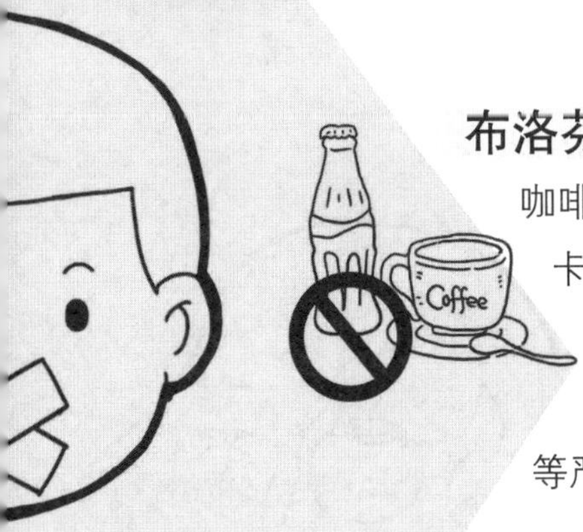

布洛芬忌咖啡、可乐

咖啡中含有咖啡因，可乐中含有可卡因，它们都会刺激胃酸分泌，加剧布洛芬对胃黏膜的刺激，严重时可诱发胃出血、胃穿孔等严重疾病。

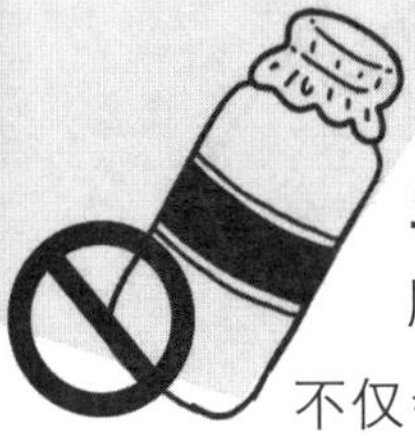

止泻药忌牛奶

服止泻药不能饮用牛奶，因为牛奶不仅会降低止泻药药效，其中含有的乳糖还容易加重腹泻。

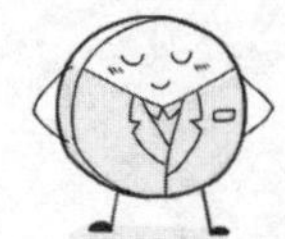

感冒，不一定要吃药

大多数普通感冒都是可以自愈的，不吃药，大概 5 ~ 7 天就可以恢复健康。根本没有特效药可以根治感冒，吃药不过是帮我们缓解不适症状罢了。如果感冒时想吃点药让身体不至于太难受,不能随便吃药,而是要根据自己的感冒症状“对症下药”。

不用！
我不严重会治愈的，
给我水就行了。
阿嚏
该吃药了！

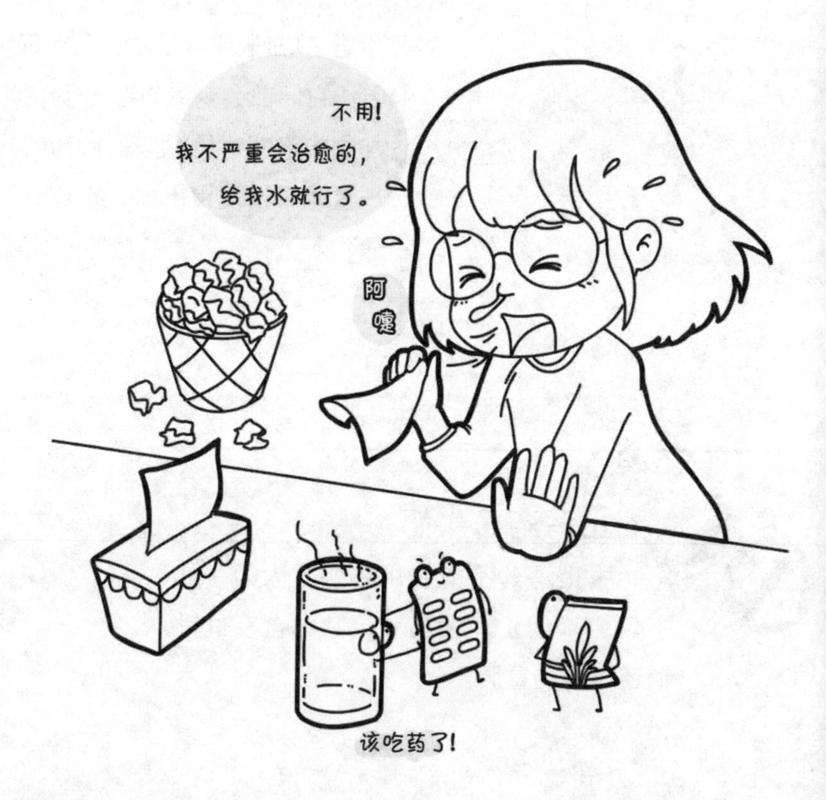

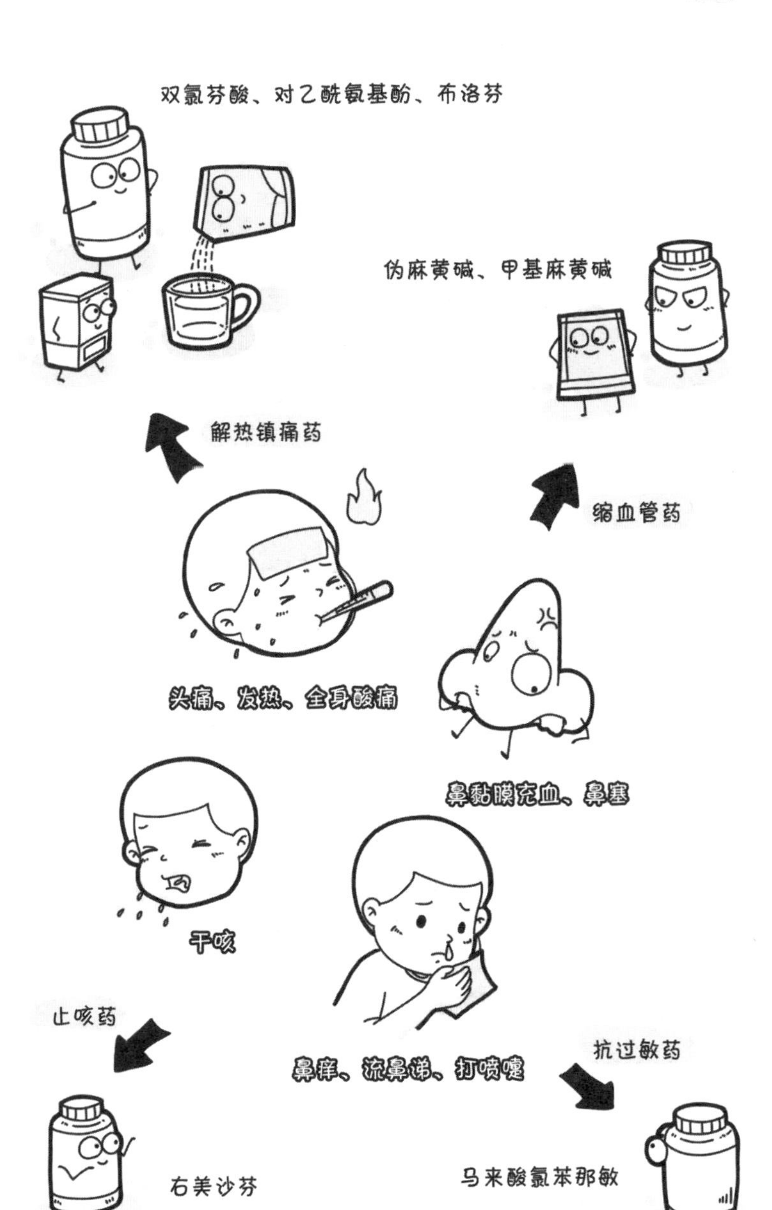
双氯芬酸、对乙酰氨基酚、布洛芬
伪麻黄碱、甲基麻黄碱
解热镇痛药
缩血管药
头痛、发热、全身酸痛
鼻黏膜充血、鼻塞
干咳
止咳药
抗过敏药
鼻痒、流鼻涕、打喷嚏
右美沙芬
马来酸氯苯那敏

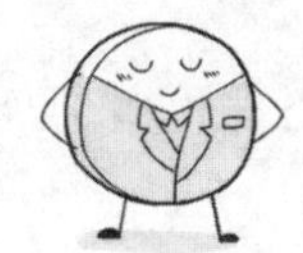

板蓝根不是流感万能药

每到流感高发季，板蓝根成为家家户户必备的防治药物。虽然药理研究证实，板蓝根对甲型流感病毒、乙型脑炎病毒、腺病毒等有抑制作用，但板蓝根并不是流感万能药。

板蓝根
药房
阿嚏
阿嚏
是呀，流感高发季，
买来喝点预防一下！
你也来买板蓝根？
阿嚏

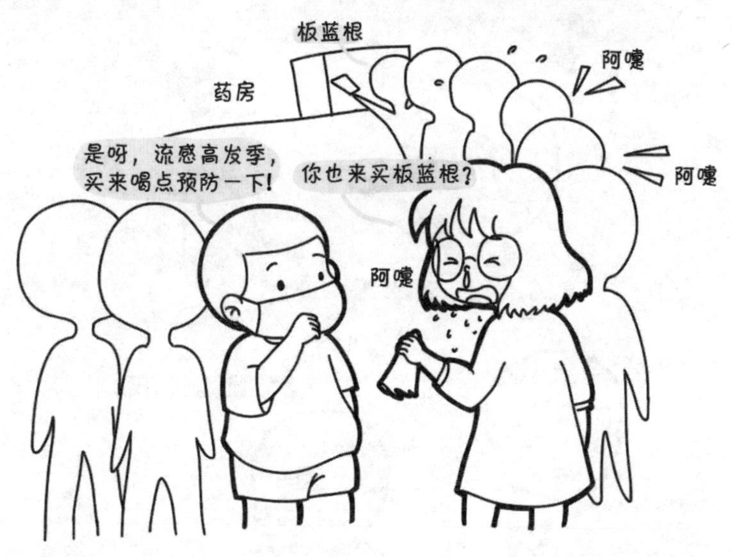

2018 年，国家卫健委发布《流行性感冒诊疗方案（2018 年版修订版）》（以下简称方案），明确推荐了一批抗流感病毒药物，但作为“抗病毒、预防流感”的明星药板蓝根却不在推荐之列。方案中指出，中药治疗方面，在轻症辨证治疗方案中，可用清热解毒类中成药。板蓝根虽未列入方案中，但其确实具有“清热解毒”的功效。

中药和西药的抗病毒概念不同，中药有全身性调节作用，板蓝根颗粒通过改善人体的内环境提高抗病毒的能力，注重身体康复的整体性和均衡性。

无论普通感冒还是轻症流感，都是可以自愈的，流感本身是有一定病程的，也就是说大部分患者什么药都不用也可以自愈。不少轻症患者服用板蓝根冲剂，满足了感冒需要补充水分、提高体温以促进排汗、对抗病毒的需求，加上适当休息，促进了自愈的进程。所以病好了未必是板蓝根的作用，很大一部分是自身免疫系统的作用。临床医生一般不会单独开这一种药，基本上是给患者开几种药加上板蓝根一起服用。

预防性服用板蓝根应当谨慎，人在健康状态下过多服用板蓝根，会伤及脾胃。药物是用来治疗疾病的，不能随意服用。面对流感，合理作息，加强锻炼，提高身体抵抗力才是根本。

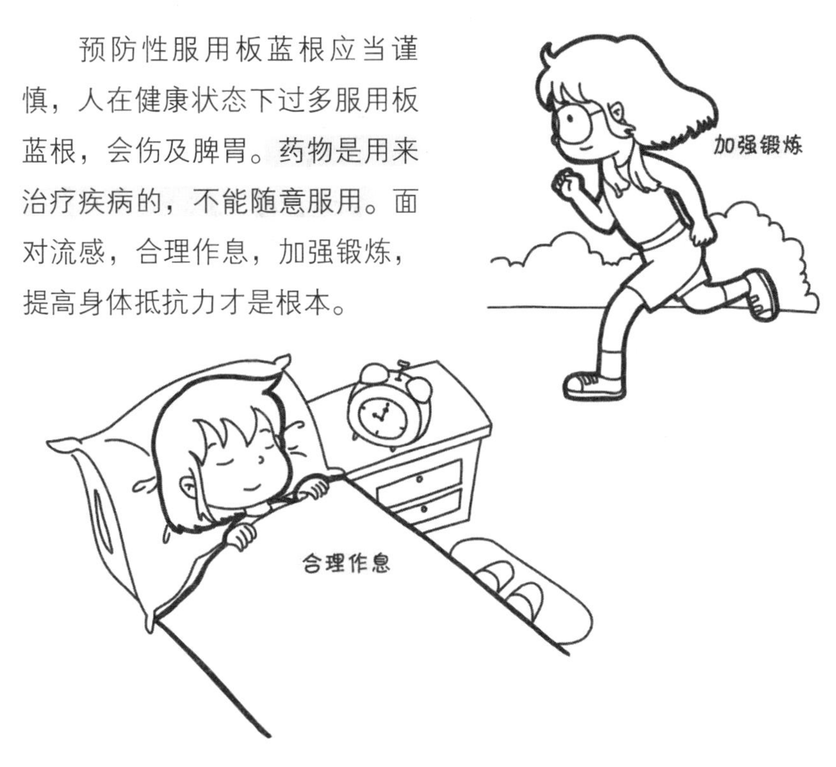

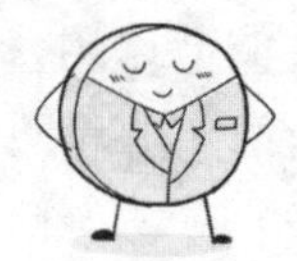

不能把维生素 C 泡腾片当饮料喝

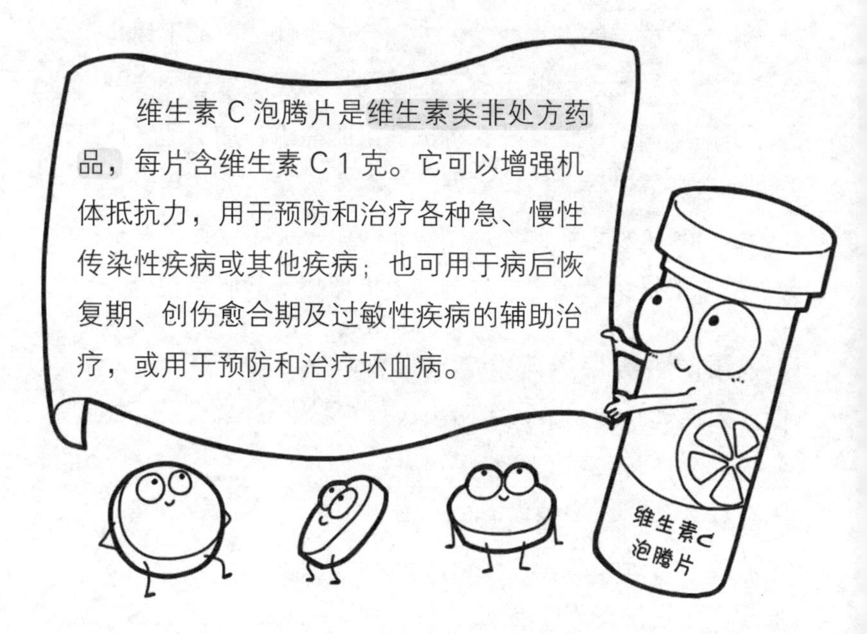

维生素 C 泡腾片是维生素类非处方药品，每片含维生素 C 1 克。它可以增强机体抵抗力，用于预防和治疗各种急、慢性传染性疾病或其他疾病；也可用于病后恢复期、创伤愈合期及过敏性疾病的辅助治疗，或用于预防和治疗坏血病。

当人体受到感染或有其他炎症时，对维生素 C 的需求增高，服用维生素 C 泡腾片有一定效果。但是长期大量服用，人体的生理调节作用已经适应了高浓度的维生素 C，一旦停服，可能会出现维生素 C 缺乏的症状，如晨起牙龈出血，甚至皮下瘀斑等。

大剂量的维生素 C 在人体内被分解成草酸及二氧化碳，草酸在尿中生成的草酸盐易形成结石。同时，高浓度的维生素 C 使尿液酸度增高，在结石的形成中也起到了推波助澜的作用。

过量的维生素 C 还会引起胃酸过多、胃液反流，甚至深静脉血栓、血管内溶血或凝血等，还能破坏淋巴细胞及阻碍白细胞的吞噬作用，反而会影响人体的免疫力。

另外，维生素 C 对维生素 A 有破坏作用。尤其是大量服用维生素 C 以后，会促进体内维生素 A 和叶酸的排泄。所以，在大量服用维生素 C 的同时，一定要注意补充维生素 A 和叶酸。

还有我
叶酸
维C
维A
吃多了维生素C，
需要补充下我

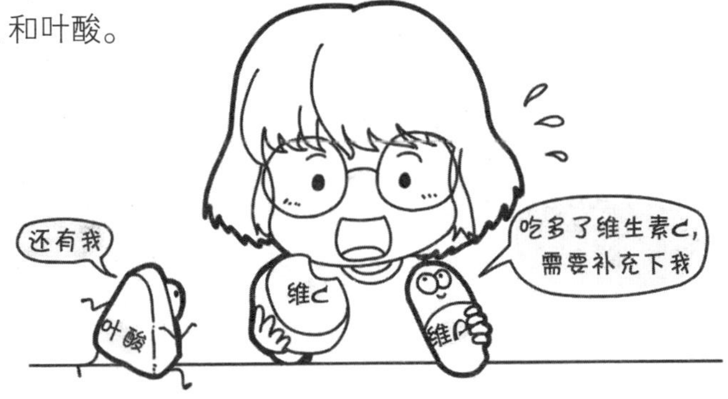

中国营养学会建议，成人维生素 C 的推荐摄入量为 100 毫克 / 日，维生素 C 的可耐受最高摄入量（UL）为 1000 毫克 / 日。感冒时服用维生素 C 泡腾片一日一次，3 ~ 5 天为宜，最好不要长期服用。市场上的维生素 C 泡腾片多是单片 1 克的剂量，而 1 克的量是临床上重症患者临时强化身体免疫力的治疗用量。因此，没有疾病的普通人群最好不要长期服用这么大剂量的维生素 C。如果希望通过维生素 C 来提高免疫力的话，建议每天控制在 300 毫克以内。

在使用维生素 C 泡腾片时，还应注意不可直接吞服；不能用茶水或饮料冲服泡腾片；水温不能超过 80℃，因为水温过高会使维生素 C 遭到破坏；暴露时间过长易被氧化而失效，所以维生素 C 泡腾片需要溶解于水中，现泡现喝。

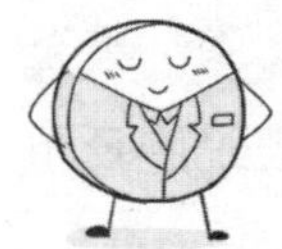

感冒了 要如何选择中成药

选哪个呢？
选我
快来吃我！

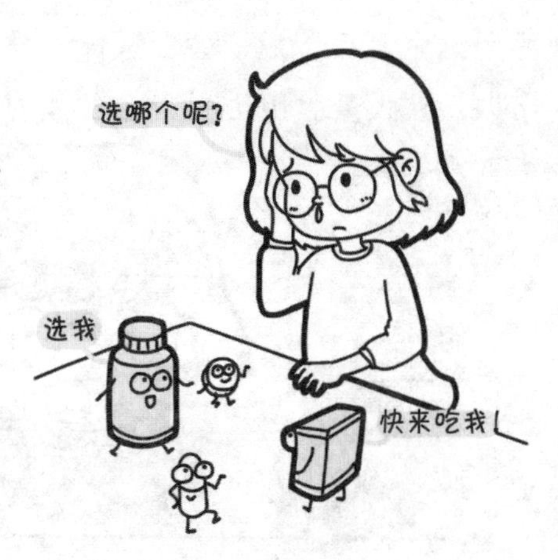

在选用中成药治疗感冒时，必须辨证论治，感冒要分型而治，不同类型的感冒选用相应的感冒药才能药到病除。

中医将感冒分为风热型感冒、风寒型感冒、暑湿型感冒，这是最常见的三种类型。一般人很难辨别自己是风热感冒、风寒感冒还是暑湿感冒，而且风寒还可能向风热转化，如果感冒症状稍重需要服药缓解，最好咨询医生，根据感冒类型和严重程度对症服药。

感冒两周了，吃药也不见好。
风热还是风寒？

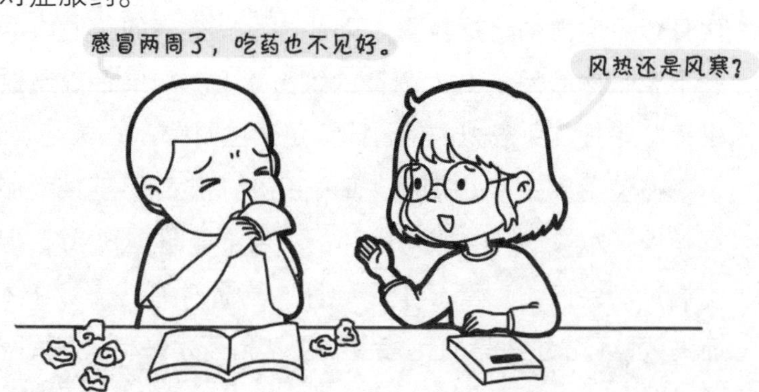

风热感冒的发病率最高，除了鼻塞、流涕、咳嗽等感冒的一般症状外，还可能有发热重、便秘。治法应以辛凉解表为主，常选用菊花、薄荷、桑叶等，清开灵颗粒、板蓝根冲剂、桑菊感冒颗粒、感冒灵颗粒都适用于风热感冒。

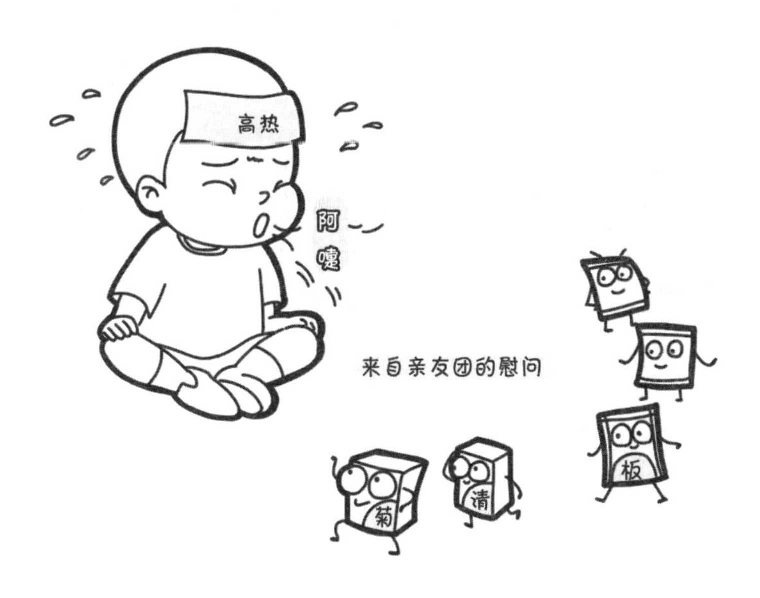

风寒感冒是风吹受凉引起的感冒，多发生在秋冬季节，患者除了有鼻塞、打喷嚏、咳嗽的症状之外，还可能出现畏寒、低热、肌肉酸痛等不适，多穿些衣服或盖被子会感觉舒服点。治法以辛温解表为主，常选用荆芥、防风、苏叶等解表散寒药，正柴胡饮颗粒、感冒清热冲剂和风寒感冒颗粒都可以选用。

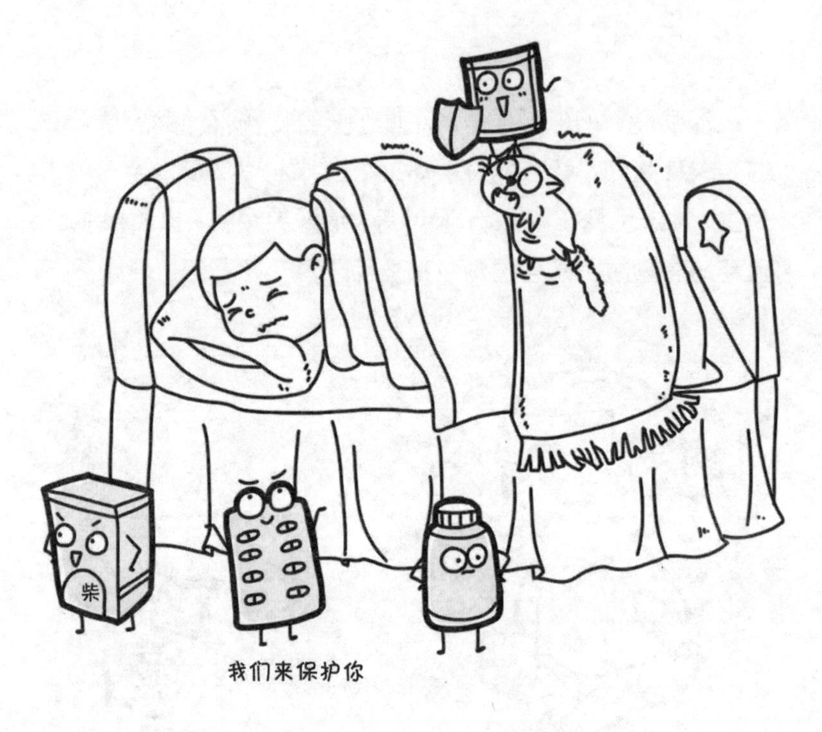

暑湿感冒的发病较少，多发生在夏季和湿热的南方地区，会出现畏寒、发热、口淡无味、头痛、腹痛、腹泻等症状，服用藿香正气水可以缓解。

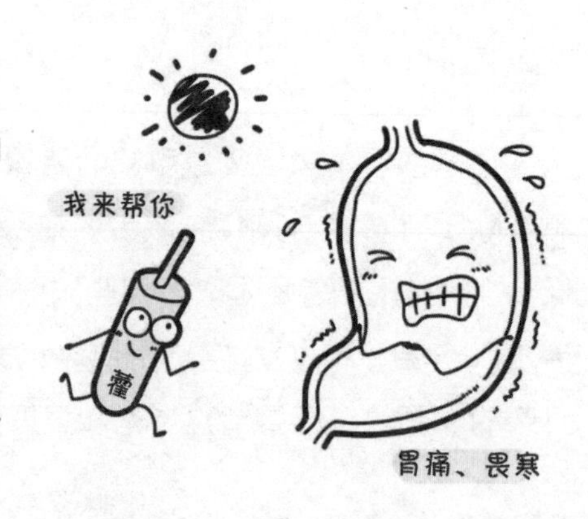

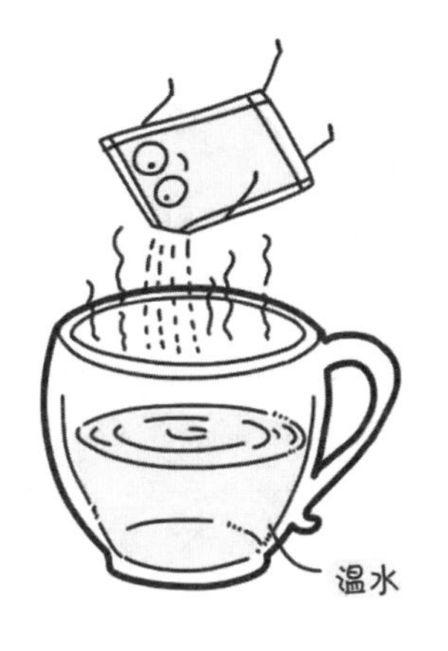

感冒冲剂最好饭后用温水冲服，服药后会发汗，半小时之内不要外出吹风，服药期间少食荤腥。

有的感冒类非处方中成药属于中西药的复方制剂，含有一定的西药成分，如果同时服用其他含同成分的西药，该成分用量就会叠加。比如新复方大青叶片里含有西药对乙酰氨基酚成分，如果患者又擅自服用含有对乙酰氨基酚成分的感冒药（如复方对乙酰氨基酚、氨酚伪麻美芬片Ⅱ、维C银翘片等），就可能会导致不良反应。

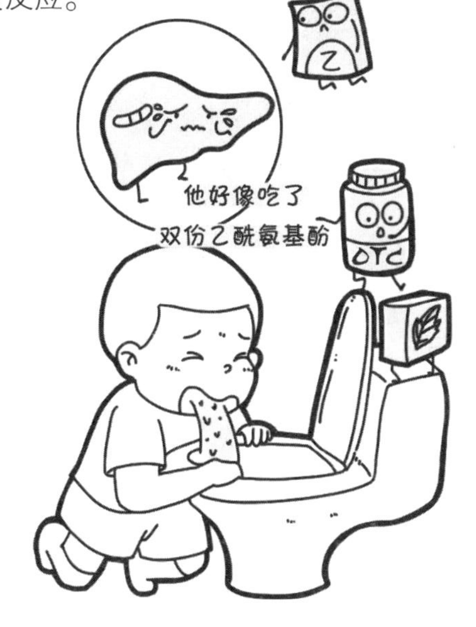

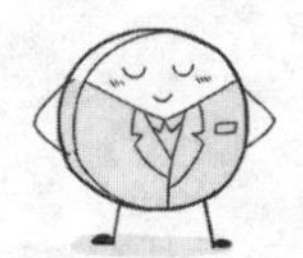

能用可乐送服感冒药吗

目前治疗感冒的药物大多含有对乙酰氨基酚和布洛芬等成分，它们会减少体内保护、修复胃黏膜的成分——前列腺素的合成与释放，从而损伤胃黏膜。

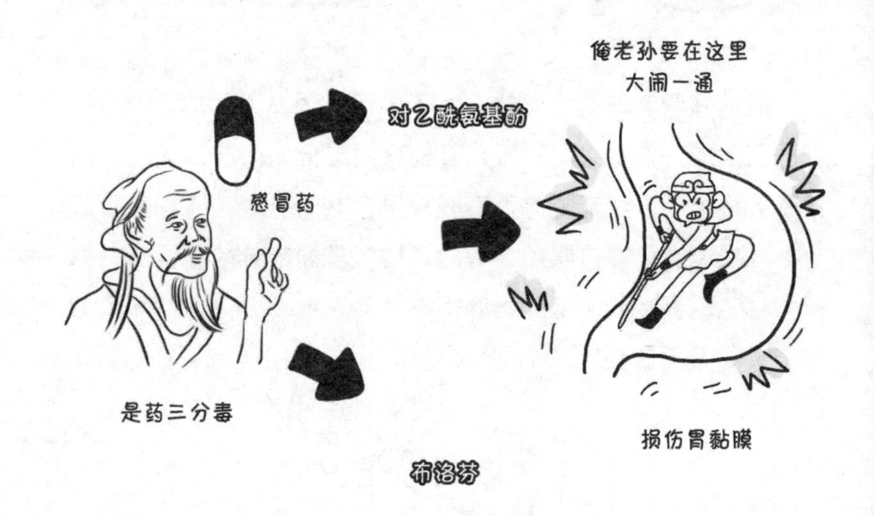

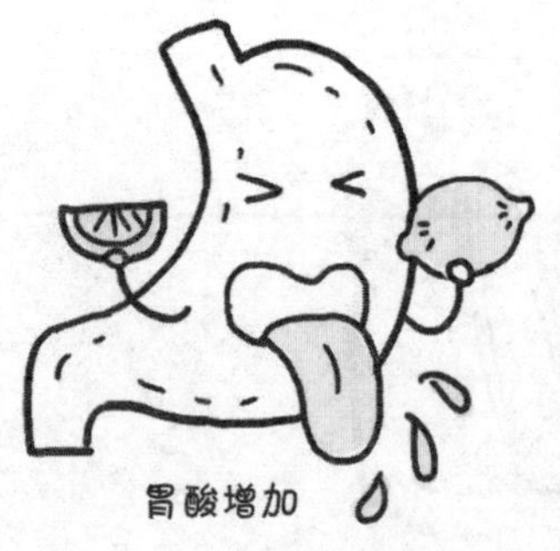

可乐中主要含有碳酸及咖啡因。与感冒药同服时，碳酸会使胃内酸度增加，既会加重其对胃黏膜的刺激，也会与对乙酰氨基酚发生反应降低药效；碳酸释放出的二氧化碳还会引起腹胀，可能造成胃肠功能紊乱。咖啡因会让胃分泌过多的胃酸导致消化不良和反酸，从而加重药物对胃黏膜的损伤。

因此在服用感冒药时，尽量避免饮用可乐及其他含有碳酸、咖啡因和酒精的饮料。服药期间如果想喝饮料，要与服药时间隔开 3 ~ 4 小时。

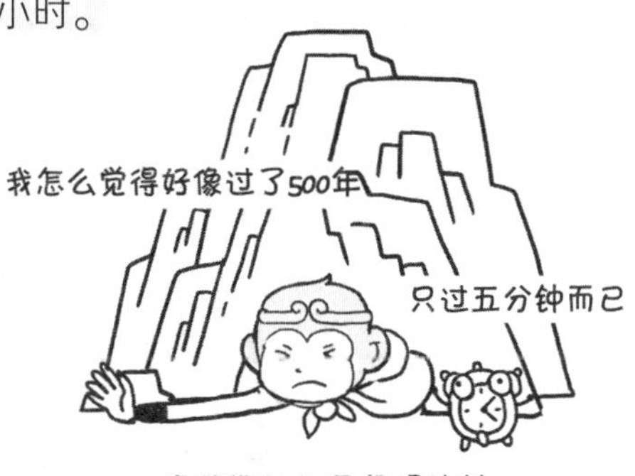

服药期间如果想喝饮料
时间隔开3~4小时

如果刚吃完感冒药就喝了可乐，这时，要先多喝温水，加快可乐、感冒药在体内的代谢速度，再好好休息一下。如果还是不缓解，出现了胃疼、胃反酸、头痛等症状，要尽快去医院检查。

特别提醒

感冒病人切忌同时吃两三种感冒药，用药过度非但不能促使感冒病程缩短，还会加大药物副作用。盲目使用抗生素不会杀灭病毒，还会增强细菌耐药性，也不利于人体免疫系统发挥正常的作用。

温馨提示

如果感冒了，在不发热的情况下最好的方法就是喝橙汁或用其他方式补充维生素 C，以帮助机体提高免疫力，同时卧床休息、多喝温开水。

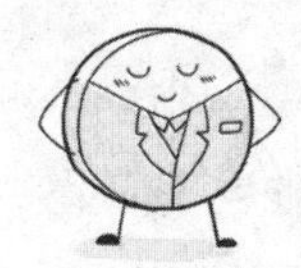

不是所有的发热都需要用退热药

发热是人体自身的一种防御功能，虽然发热时会让身体感到不适，但却有助于机体抗病能力的提高。当体温未超过38℃时，一般没有必要服用退热药。

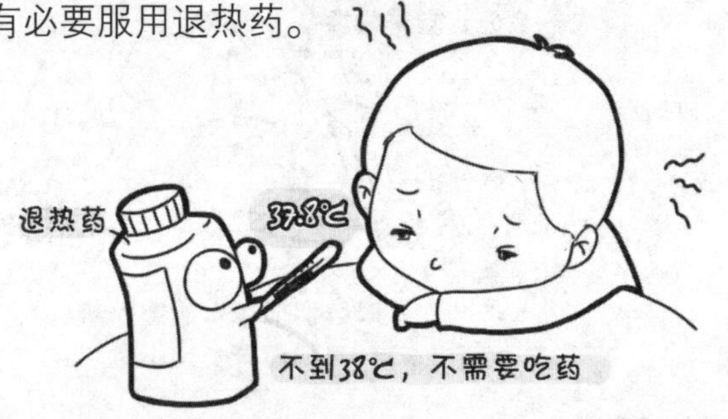

这种情况下最好的方法是采用物理退热法，如果体温太高，可用凉毛巾或冰袋在患者额头冷敷，或者在颈部、腋下、腹股沟等血管丰富的部位，以及胸部、背部、四肢等部位用温水擦浴。

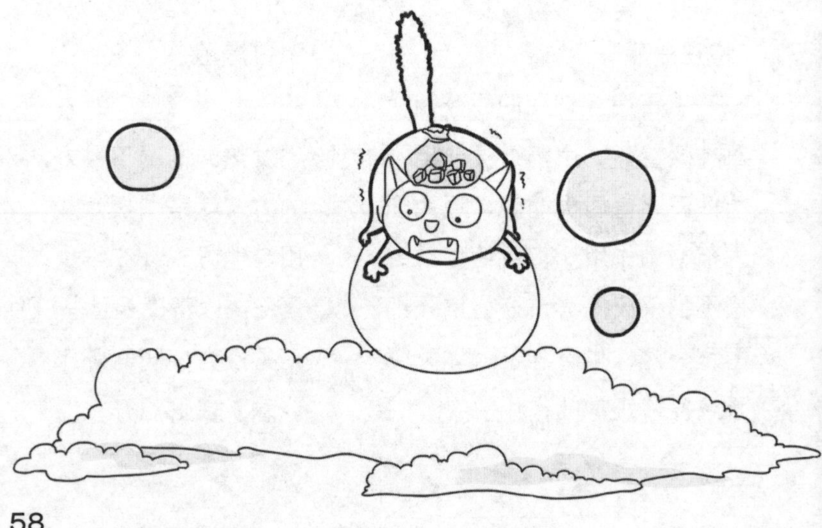

在采取退热措施时，还应保持患者所在室内空气的流通，并让患者多喝水、多休息。

当出现原因不明的长期低热时，不要盲目使用退热药掩盖症状，应该尽快去医院检查发热原因。

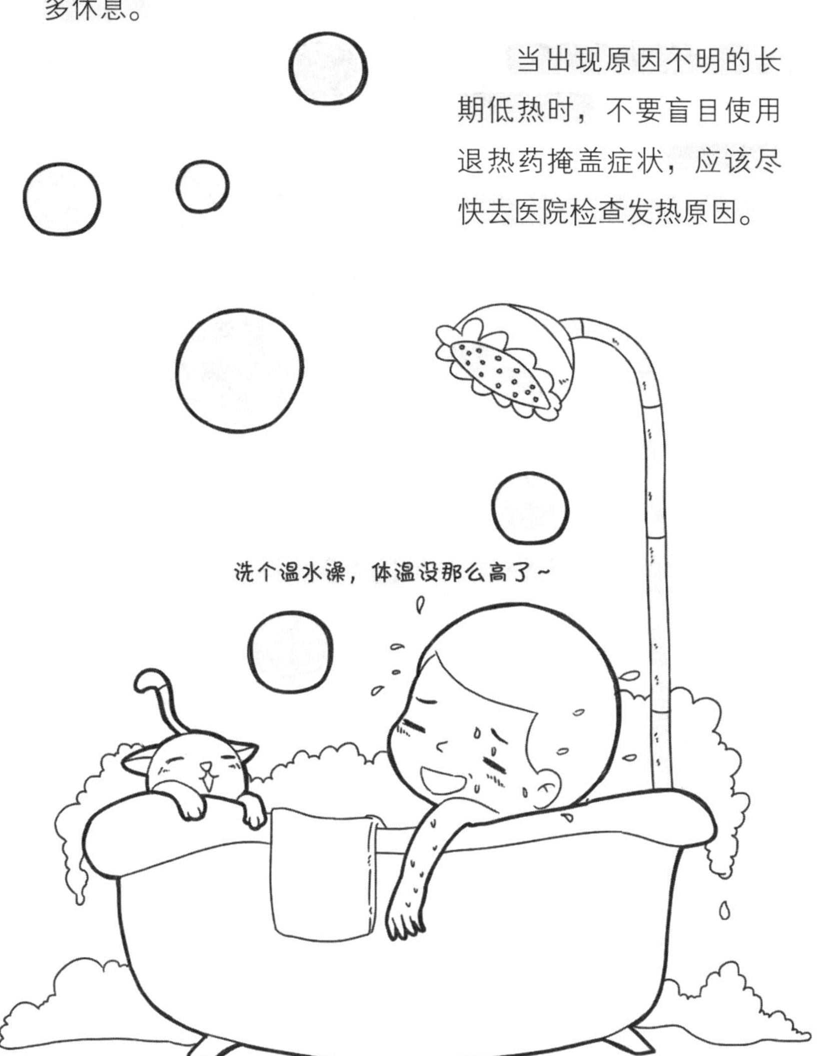

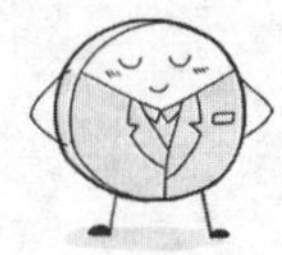

有些止咳药不可久服，否则会上瘾

含可待因成分的止咳药不能久服，可待因和吗啡都是从罂粟壳里提取出来的。如果长期滥用这类止咳药品，可引起依赖性和成瘾性，不恰当使用可能会导致一些不良反应，如极度嗜睡、意识混乱、呼吸抑制，甚至危及生命。

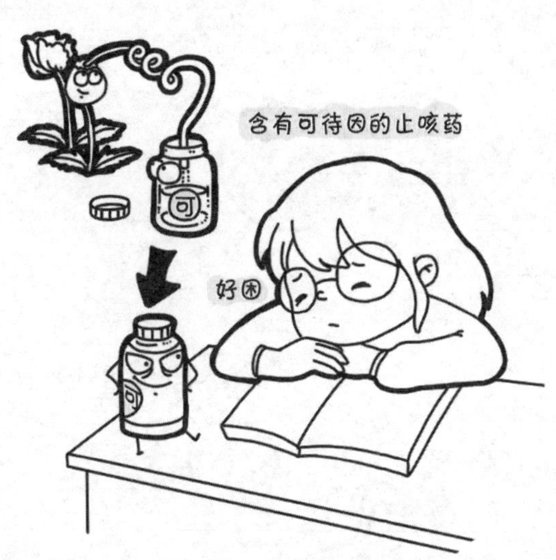

有些止咳药会明确标注可待因成分，但也有一些标注了罂粟壳、复方樟脑酊等成分的药品，其中也含有可待因、吗啡的类似成分，有类似的副作用。

2018 年，国家药品监督管理局发布公告，对含有可待因感冒药的说明书进行修改，“禁忌证”和“儿童用药”相关内容都修订为“18 岁以下青少年儿童禁用”。

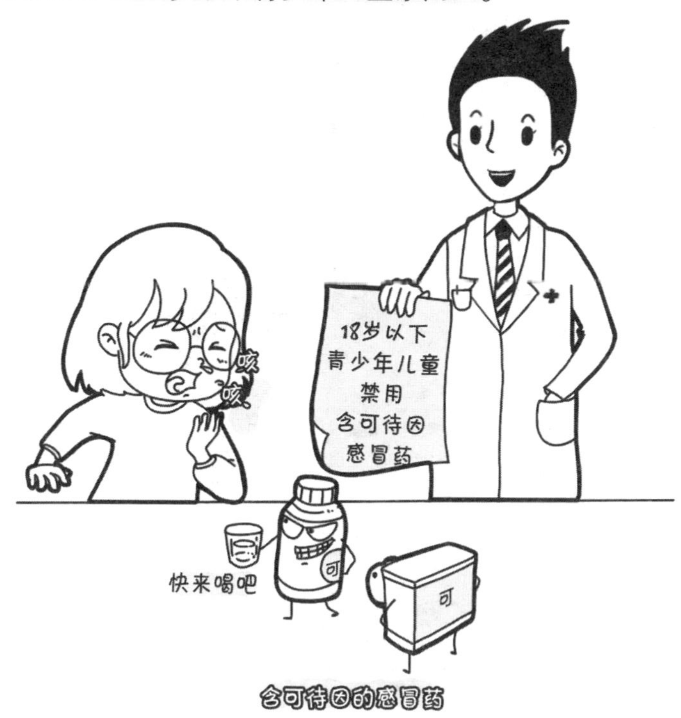

咳嗽不是病而是症状，是人体的一种自我保护反应。通过咳嗽的方式，可以将气管内的不适物（异物、细菌、病毒或痰液）排出体外。另外，如果咳嗽、有痰，应该与祛痰药合用，切不可单独用镇咳药止咳。

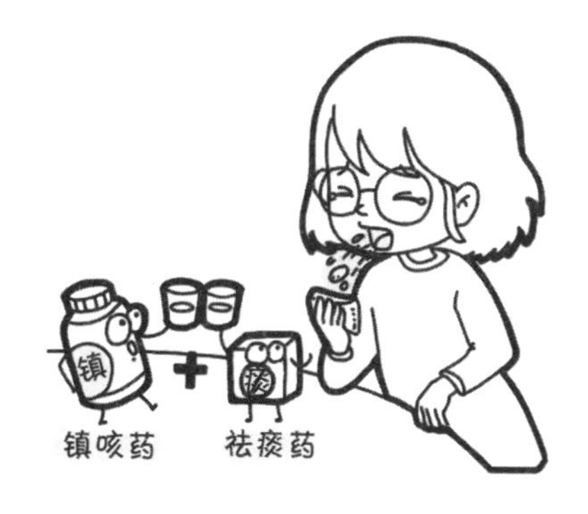

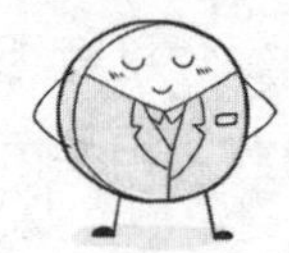

治过敏性鼻炎的药需要吃多久

过敏体质的人接触过敏原后，鼻黏膜出现反复复发的慢性炎症，这种炎症的产生与感染无关，既不是病毒感染，也不是细菌感染，而是因为过敏。

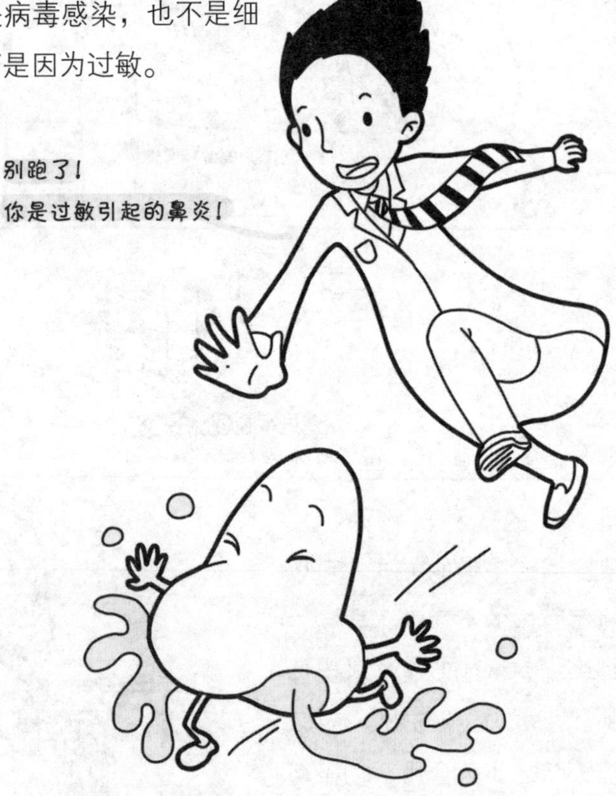

引起过敏性鼻炎最常见的过敏原有花粉、尘螨、冷空气等。过敏性鼻炎有遗传倾向，如果爸妈患有过敏性鼻炎，孩子出现过敏性鼻炎的可能性就会增加。经常鼻子痒、打喷嚏、频繁咽痒、耳朵痒、眼睛痒等是过敏性鼻炎的常见症状，但不能仅凭这些症状就自行判断是犯了过敏性鼻炎，需要到耳鼻喉专科或变态反应科由医生经过检查结果综合诊断。

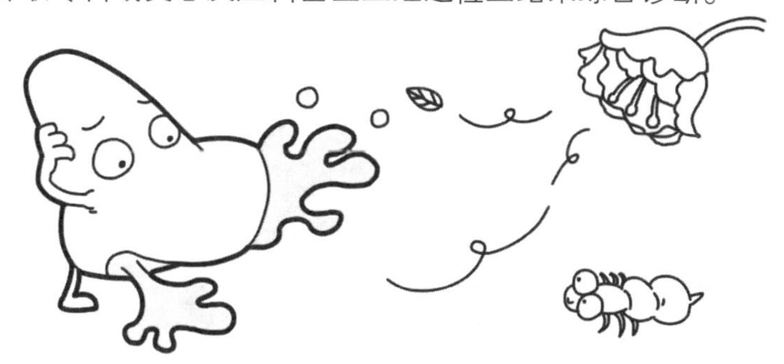

缓解鼻子过敏症状首选的药物是鼻喷激素。家长们一听到激素两个字，就担心会影响孩子生长发育、导致孩子长胖等副作用，不想让孩子使用含激素的药物。其实鼻喷激素类药如果在说明书推荐剂量下使用，副作用并不大。主要是出现在口鼻周围，如鼻出血、鼻干、嗅觉异常等，停药后会恢复正常，家长担心的全身不良反应并不常见。

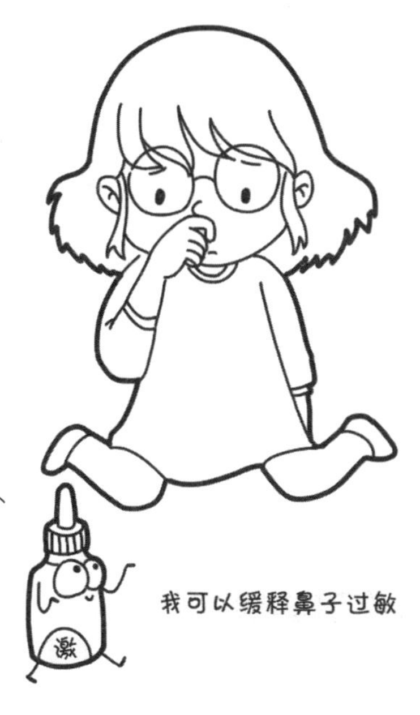

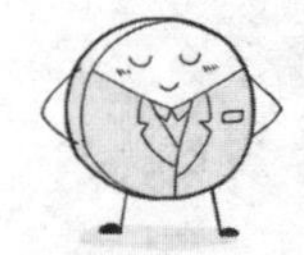

口腔溃疡切勿乱用药

口腔溃疡，俗称口疮，是一种常见的口腔黏膜疾病。在大多数人的认识中，口腔溃疡似乎不是什么大毛病，无非是“上火了”或是“蔬菜吃少了、维生素缺乏”，吃点抗菌药、维生素就行了。

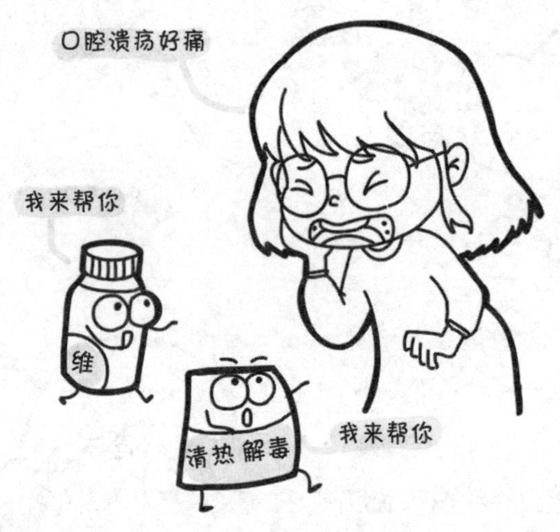

看似小小的溃疡伤口，随意用药可能导致过敏或引发其他疾病。据新闻报道，何女士和朋友聚餐，吃了一顿火锅后嘴里出现了一处溃疡，她买了一种磺胺类消炎药，当晚睡前服用了一颗。没想到第二天，她满嘴都是一簇一簇的水疱，嘴巴和咽喉处都肿了，说话、喝水时疼痛难忍，身上也出现多处红疹，可能是何女士对磺胺药过敏，这就是由于口腔溃疡随意用药引发的不良反应。

很多人认为，口腔溃疡就是“上火”。中医学认为，火气（心胃火旺）上攻口舌就可出现口舌溃疡、咽喉肿痛等症候。但实际上，口腔溃疡并不全由“火气”所致，阴虚（虚火）、湿热、阳虚、肝郁等诸多因素均可导致口腔溃疡，应该加以辨证施治，切不可一见口腔溃疡就以清热、解毒、泻火来治疗。

还有一部分人认为，发生口腔溃疡是维生素缺乏，补充点维生素 B2、复合维生素就行。实际上，维生素缺乏只是见于部分口腔溃疡患者，比如进食状态差、肠道手术后、胃溃疡、慢性萎缩性胃炎等患者。

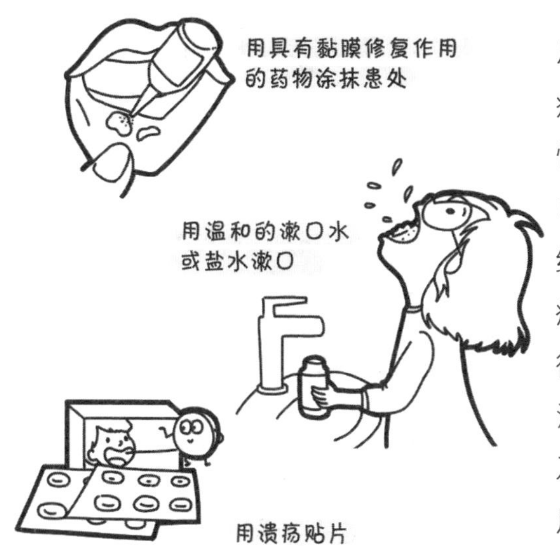

要警惕口腔溃疡反复发作或伴发其他症状，因为很多全身性疾病会表现为局部口腔黏膜溃疡，如系统性红斑狼疮、白塞病等免疫性疾病，往往会出现反复性口腔溃疡。情况严重时需及时就医，遵医嘱使用漱口水及糖皮质激素类药物。

口腔溃疡治疗同时，更要做好生活上的自我调节，注意口腔卫生；减少食用辛辣刺激性食品以免创面疼痛；多饮水，常食水果与蔬菜；不熬夜，睡眠充足；勿过度劳累，生活有节制；保持心情愉快。

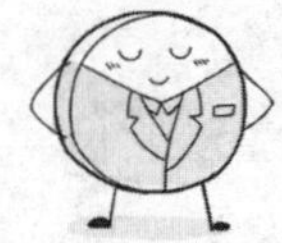

润喉片不可当零食，长期口含反伤喉

为什么我的嗓子这么疼？
你把我当零食吃能不疼吗！
喉

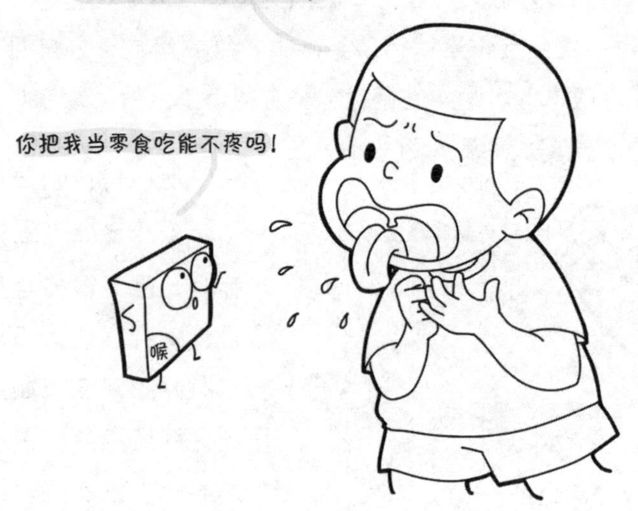

润喉片种类繁多，很多人在长时间讲话后、嗓子干痒时都愿意含服几片，甚至一些人服用润喉片会上瘾。

润喉片毕竟是药物，有一定的毒副作用。如清凉的薄荷有收缩口腔黏膜血管、减轻炎症水肿和疼痛的功效，但口咽并无炎症也经常含服的话，口腔黏膜血管因经常收缩，易致干燥破损，形成口腔溃疡。

大部分中药类的润喉片含有冰片，冰片能清热解毒、抗菌消炎止痛，但易造成滑胎、流产，孕妇在服用润喉片的时候一定要注意。

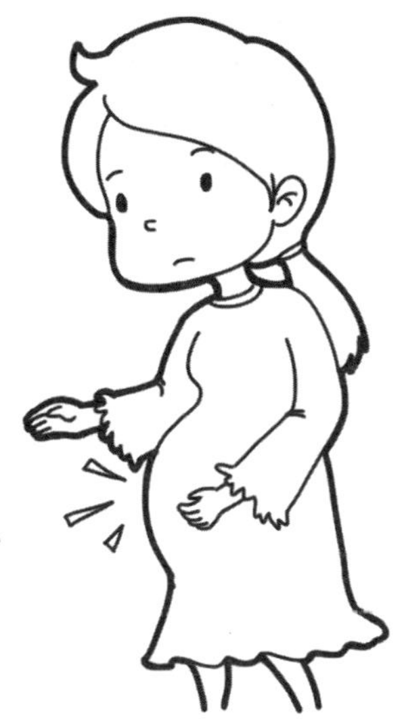

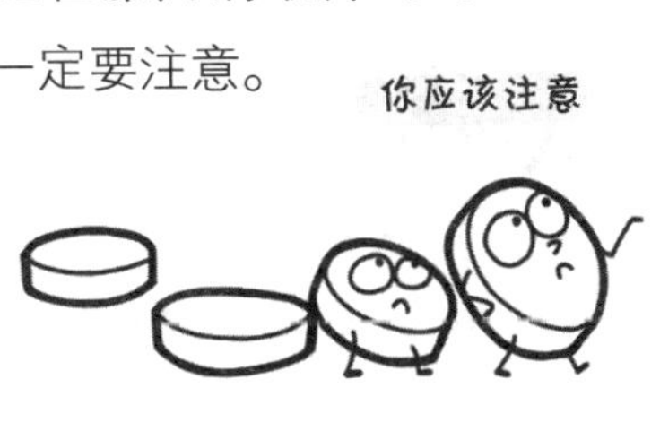

润喉片通常还含有碘，虽然有良好的抗菌作用，但对口腔黏膜的刺激性也大，长期使用可能导致菌群失调而诱发口腔溃疡。

一般润喉片正确的服用方法是将药片放于舌根部，尽量贴近咽喉含服。含片不要咀嚼，也不要吞咽，含药片时应少说话。含完药片，30 分钟后再吃东西、饮水和漱口。

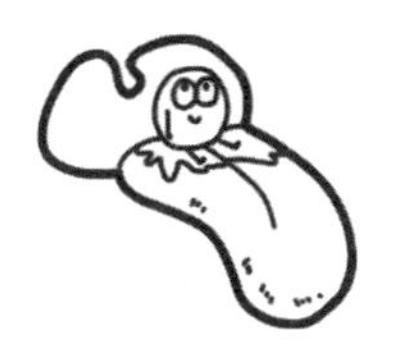

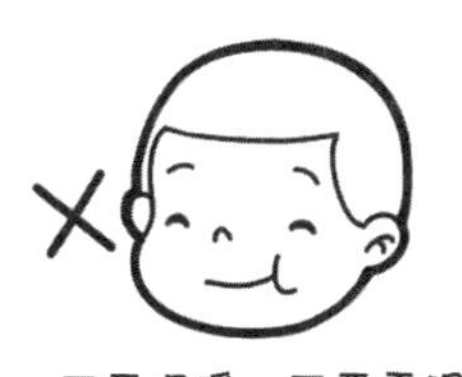

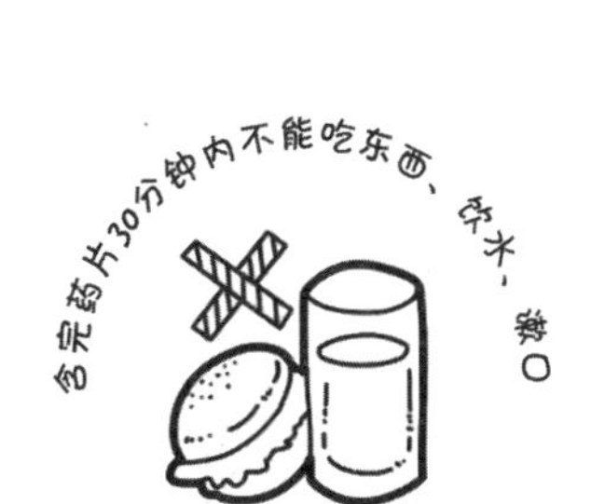

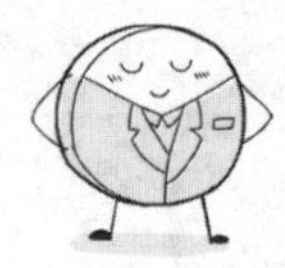

吃撑了来片健胃消食片就能解决问题吗

健胃消食片、大山楂丸应该是每家必备的常用药品，很多人一感觉胃胀不消化，就会来片嚼一嚼，甚至把药当成了饱餐后的“小零食”。其实，消化不良不能简单依靠这两种药来解决。

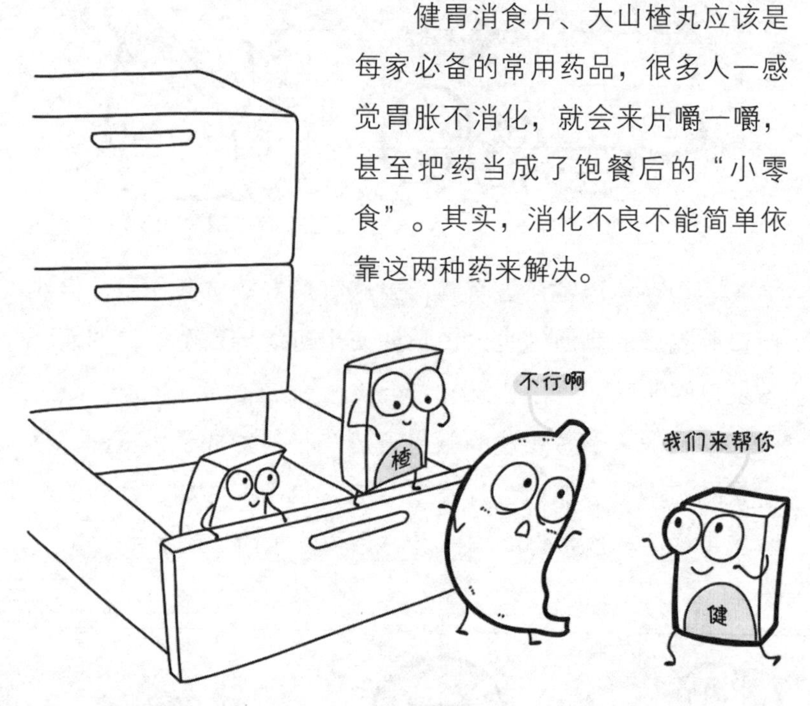

市面上的消食片主要药物成分是山楂、太子参、陈皮和山药。最主要成分是山楂，因为山楂味酸，能增加胃酸分泌，增强消化酶的活性，起到助消化的目的。但在不了解消化不良具体病因时就大量服用消食药品，会导致胃部烧心反酸症状。

如果是吃了过多的蛋白质、脂肪类食物，可以选择胃酶合剂、多酶片、胰酶等含有消化蛋白质和脂肪的酶类药物。如果是因为主食吃多了，可选择淀粉酶、多酶片、胰酶，或者中成药保和丸。

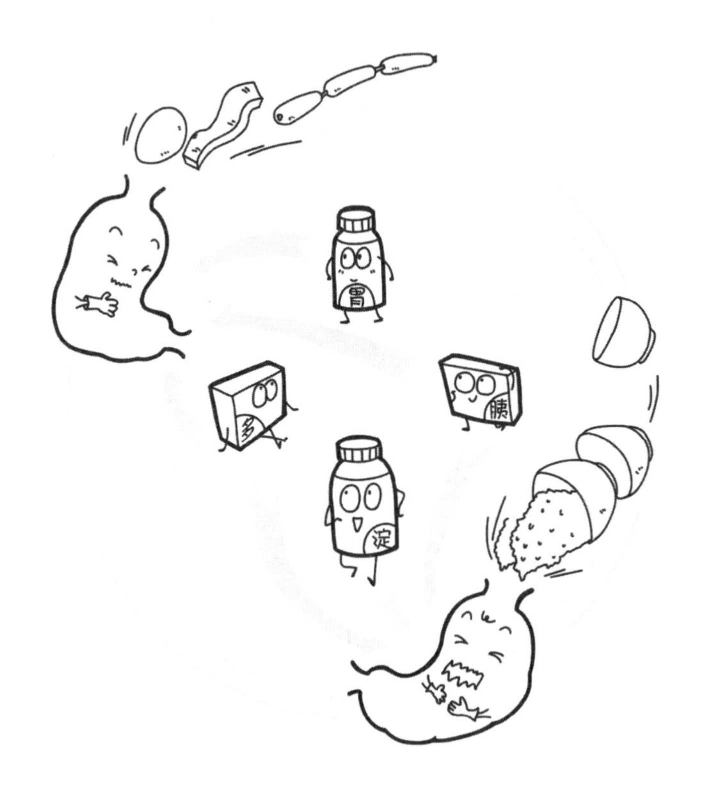

平时胃肠一贯虚弱的消化不良，如果无外感、实证，可用健胃消食片。如有轻度腹泻者，可以选用参苓白术散、香砂养胃丸、鞣酸蛋白等。若出现菌群失调可服益生菌制剂。

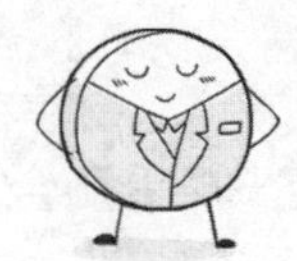

腹泻
就一定要吃止泻药吗

腹泻是最常见的消化系统临床症状，有的情况下可能去几趟厕所自然就好了，有的时候反应会强烈一些，刚出厕所又要掉头再回去，严重的可能会出现肠道菌群失调、电解质紊乱，要想快速有效治好腹泻，需要先找到病因，不能乱吃药。

腹泻可能是由病毒、细菌、寄生虫等微生物及其产物引起的，也可能与肠道功能紊乱、菌群失调、免疫失衡、血管炎性等其他病变相关。

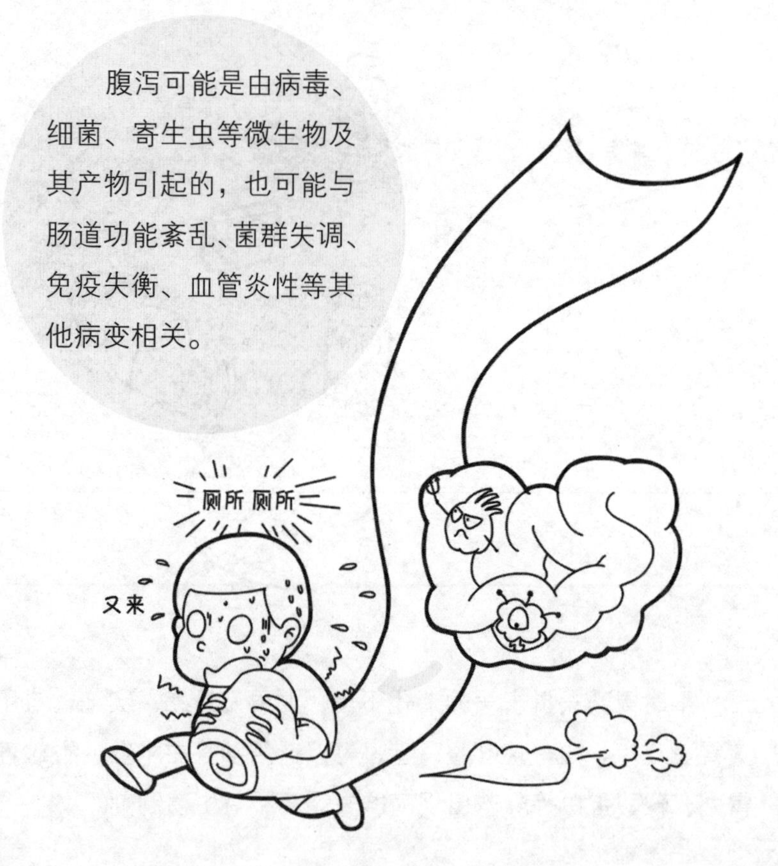

感染是最常见的引发腹泻的原因，但抗生素只对细菌感染型腹泻有效。世界卫生组织根据感染性腹泻病菌谱的组成及部分细菌性腹泻自愈倾向的特点指出，90% 的腹泻不需要抗菌药物治疗。如果腹泻是病毒、寄生虫或其他病因所致，滥用抗生素不仅没有帮助，反而可能引起细菌耐药、抗生素相关性腹泻等其他问题。

如果是感染性腹泻，经过抗生素治疗后需要重建肠道菌群平衡，可以适当补充益生菌或益生元。但益生菌不能与抗生素同时服用，因为抗生素会把刚刚补充的活性益生菌杀死。

有些抑制胃肠道动力的止泻药比如洛哌丁胺，可以缓解腹泻症状，减少大便量与大便次数，但由于这类药物抑制肠蠕动，延长了病原微生物、毒素在肠道内的停留时间，增加了病原微生物与毒素的吸收机会，各种腹泻均不推荐常规使用。尤其是对于腹泻原因尚不确定的情况，特别是细菌感染引起的腹泻有一定的危险，所以不能盲目使用止泻药物。

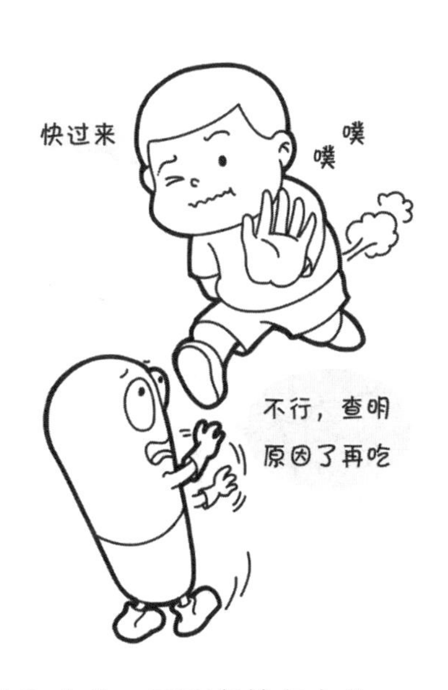

在腹泻期间，身体会丢失营养和水分，需要多补充水分，吃一些营养丰富的流质或半流质食物，如米粥、烂面条等。

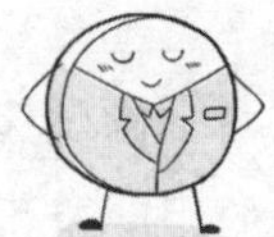

便秘时 选开塞露还是泻药

便秘的形成有很多原因，有些为器质性疾病所致，有些为结肠低张力所致，也有些为精神因素所造成，长期滥用泻药本身也可导致便秘。所以，在决定用什么药前，要首先找到或消除致病因素。

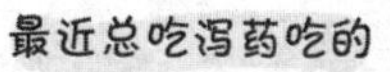

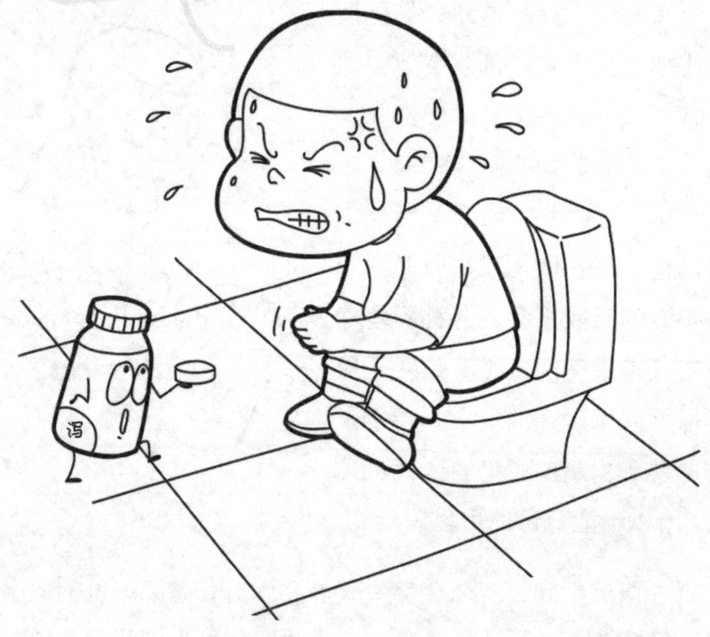

对器质性原因所致者，应着重病因治疗，如肿瘤、低血钾等，缓泻药只作辅助治疗手段。

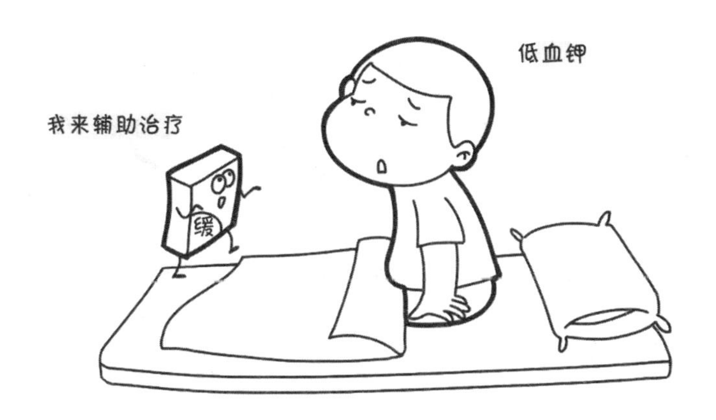

对药物引起者，如长期服用氢氧化铝制剂、铝制剂、铋制剂，则应用一些镁盐以减轻便秘。

对于中毒急需排出毒物者，一般以服用硫酸钠为好。只有在找不到病因或确需对症治疗时，才给予必要的泻药，应注意避免耐药及成瘾。

对长期慢性便秘，不宜长期大量应用刺激性泻药，可能损伤肠壁神经丛细胞，造成更严重的便秘。

结肠低张力便秘，可于睡前服用双醋酚丁或酚酞，有利于第二天清晨排便，其实这类便秘者及时给予开塞露即可。

结肠痉挛所致的便秘，可选用膨胀性泻药或滑润性泻药，如乳果糖溶液或液体石蜡。膨胀性泻药（羧甲基纤维素颗粒、车前番泻复合颗粒）适用于肠道便秘和腹泻交替患者，而刺激性泻药宜用于一次性峻泻，或用作术前肠道准备。

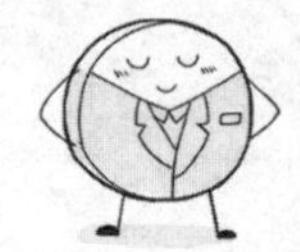

益生菌是“药”吗

致病菌
条件致病菌
共生菌
益生菌
改善便秘
对肠道疾病有积极影响
对2型糖尿病有积极影响
改善肥胖

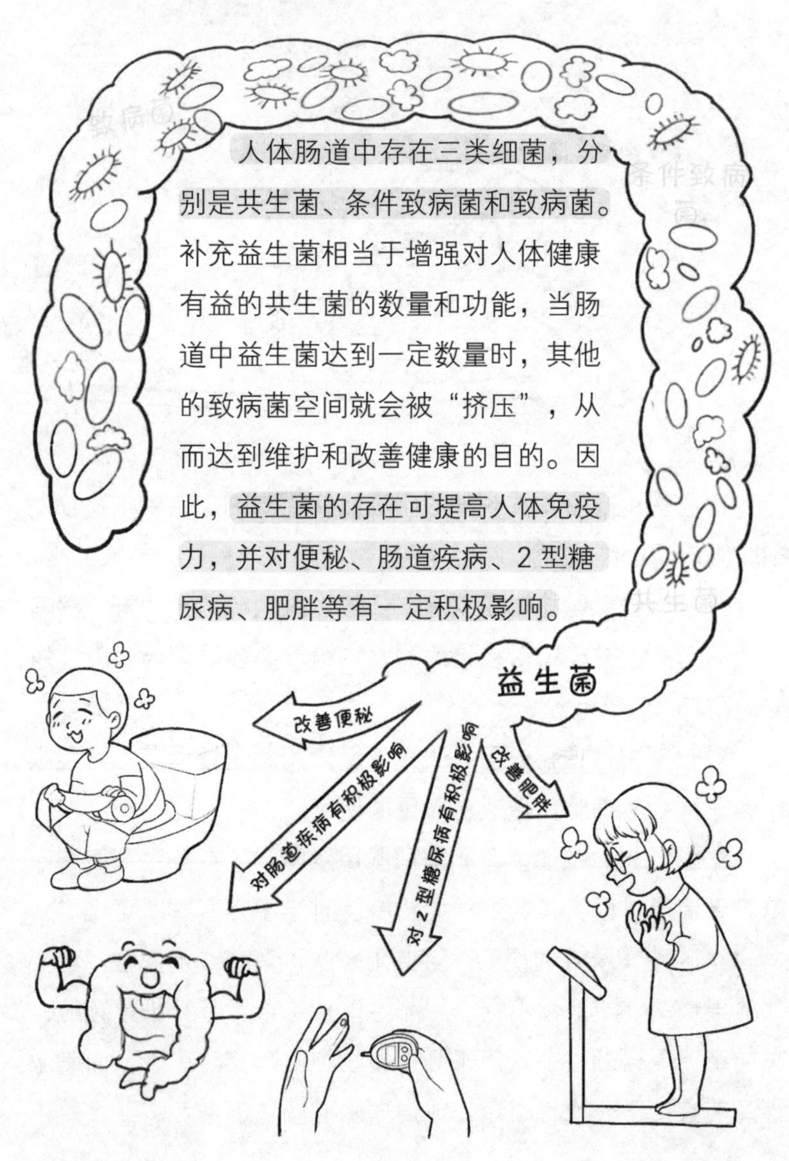

人体肠道中存在三类细菌，分别是共生菌、条件致病菌和致病菌。补充益生菌相当于增强对人体健康有益的共生菌的数量和功能，当肠道中益生菌达到一定数量时，其他的致病菌空间就会被“挤压”，从而达到维护和改善健康的目的。因此，益生菌的存在可提高人体免疫力，并对便秘、肠道疾病、2型糖尿病、肥胖等有一定积极影响。

益生菌并不是一种或几种菌，而是一类对人体健康有好处的细菌的总称。常见的有双歧杆菌、干酪乳杆菌、嗜热链球菌、保加利亚乳杆菌、乳酸球菌等，它们在人体内能发挥不同的积极作用。当前获批上市的益生菌产品安全性都有保障，但由于个体差异，在选择产品时要注意找到适合自己的菌株。

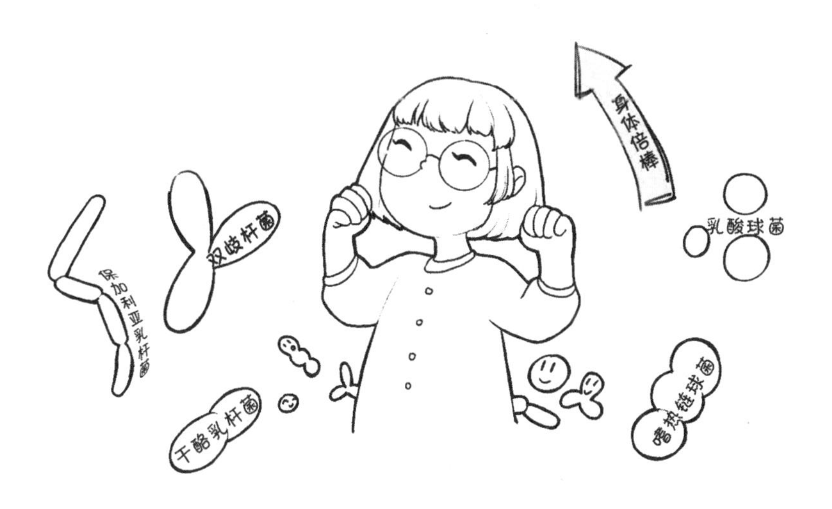

在挑选益生菌产品时

一是要注意产品标示的益生菌菌株是否经过临床验证。

二是看整体菌群数，只有摄入人体后仍存活的菌群，才是有效的菌群。

三是针对自身需求来补充相应的益生菌。

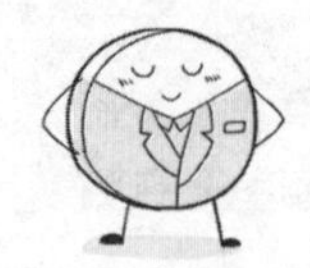

经常腿抽筋不一定是缺钙

有种“痛”能让你半夜惊醒、泪流满面，夜间抽筋的痛谁抽谁知道。抽筋时小腿肌肉变硬，肢体不敢活动，有时数秒钟就可恢复，有时可持续数十秒钟，甚至数分钟。

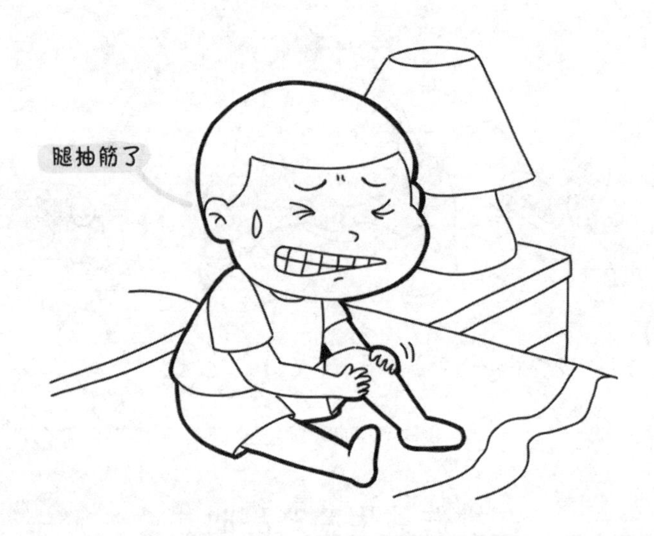

青春期正处在长身体的阶段，生长发育需要大量的营养元素，钙对于骨骼的发育十分重要，如果摄入不足，身体中钙离子浓度太低，肌肉容易兴奋而痉挛，就常会发生腿部抽筋。

缺钙确实能使腿抽筋，但腿抽筋却不一定是缺钙的原因，其他因素也需要注意。如果持续性出现肌肉疼痛，最好去医院检查一下，排除生长痛、其他疾病的可能。

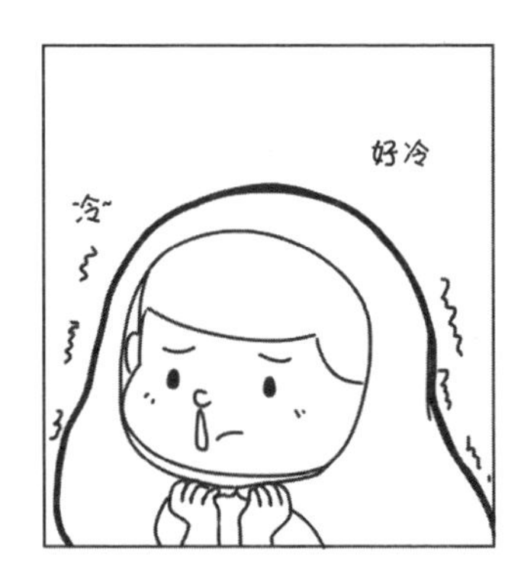

身体受凉：寒冷的冬天，上体育课或打球前准备活动不充分，夏天游泳水温较低，晚上睡觉被子没盖好，夏天室内空调开得温度太低，这些因素都可能让小腿肌肉受到冷刺激，出现肌肉痉挛。所以，在睡觉时一定要注意保暖。

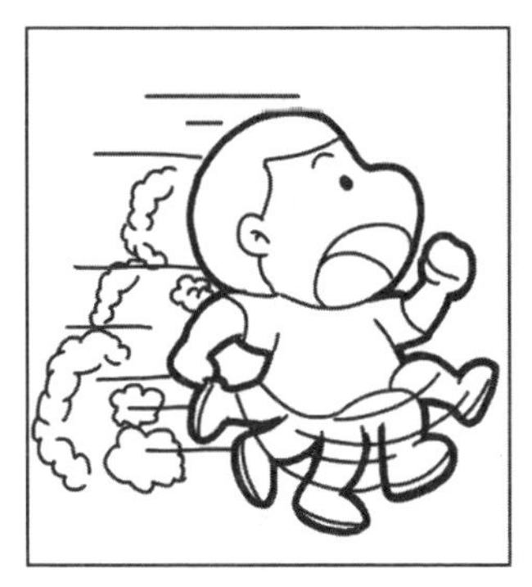

剧烈运动：在高强度的运动时，全身都处于紧张状态，腿部肌肉收缩过快，放松的时间太短，局部产生乳酸增多，尤其是偶尔锻炼的人，肌肉的收缩与放松难以协调，易引起小腿肌肉痉挛。体育锻炼前的热身运动和运动后的拉伸放松不可少。

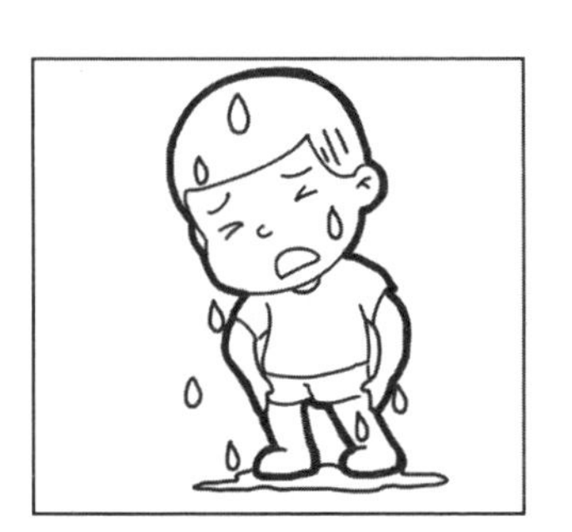

大量出汗：运动时间长、运动量大、出汗多，体内液体和电解质大量丢失，如果此时没有及时补充盐分，造成人体内环境失衡，也容易发生肌肉痉挛。

一招止痛

伸直小腿，将脚趾上勾，拉伸跟腱，迅速缓解小腿抽筋疼痛。

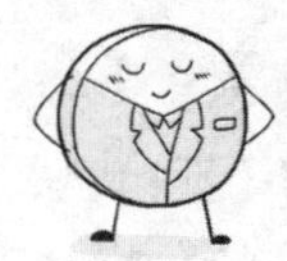

创可贴≠万能贴，警惕乱用会致命

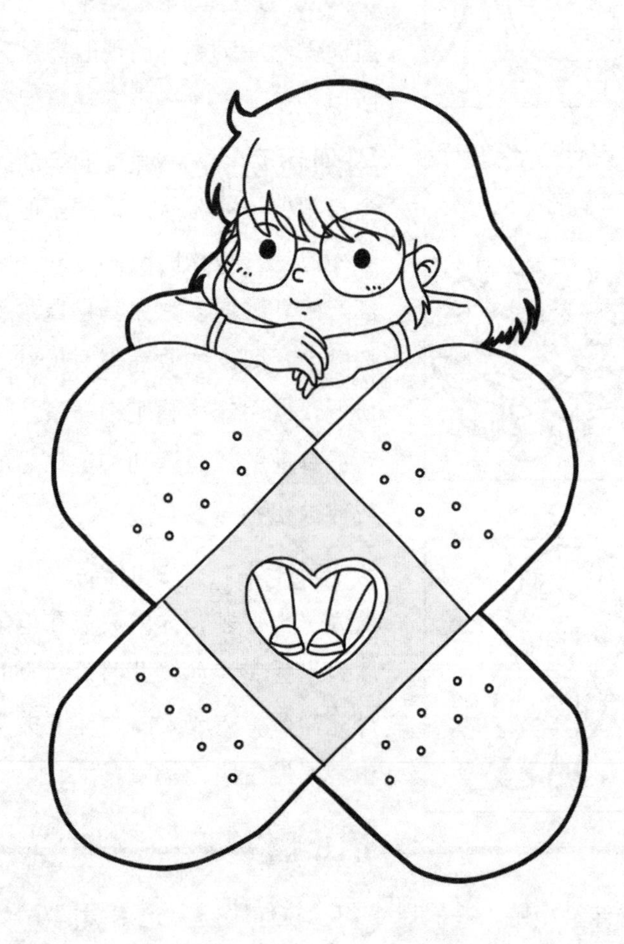

以下五种情况千万别用创可贴

创面较大的伤口不用创可贴。应去医院作消毒、清创、缝合和包扎等处理。

深而窄的伤口不用创可贴。如铁钉误伤手指、脚趾时，止血后应当使伤口暴露，以防厌氧菌（如破伤风杆菌）感染伤口，必要时（如铁钉、刀口生锈）还应注射破伤风血清等。

被动物（如猫、狗）咬伤后不用创可贴。应先用肥皂水冲洗多次，然后用碘酒、酒精消毒伤口后，让伤口暴露，并注射狂犬疫苗。

水、火、烫伤后出现的破溃、流水不用创可贴。以防分泌物引流不畅而继发感染。

已污染或感染的伤口，创面有分泌物或脓液的伤口不用创可贴。如各种皮肤疖肿等。

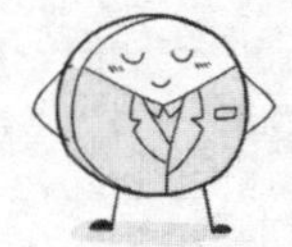

扭伤后不能马上用膏药

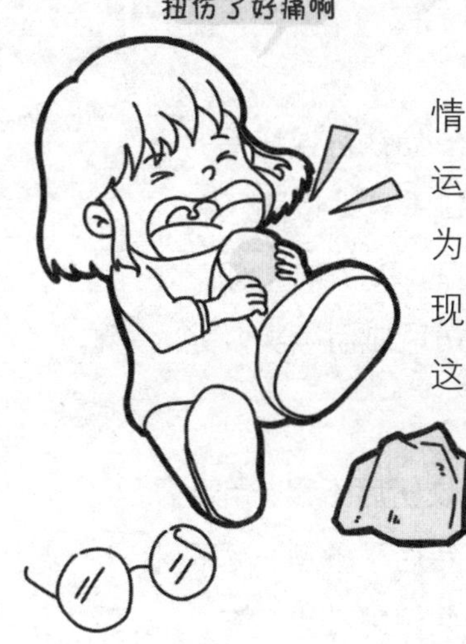

扭伤在生活中是极为普通的事情，特别是对于活动量较大的青少年，运动扭伤的情况十分常见。很多人认为扭伤之后要立即贴上膏药，结果发现症状不但没有减轻，还更加严重了。这是为什么呢？

很多膏药中含有一些精油成分，会使皮肤表面温度升高。在刚扭伤后，组织内部的血管破裂，如果此时皮肤温度升高，血流加快，会加重肿胀和皮下出血的情况。

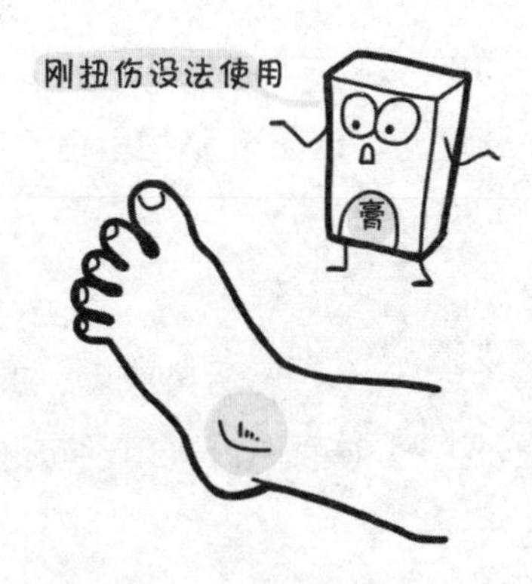

人体组织在受到外界损伤后，会出现炎症反应，液体大量自血管内渗出到扭伤处，使局部出现肿胀，继而压迫周围神经引起疼痛。这种反应在 24 小时内可达到顶峰，所以应该在受伤 24 小时后贴膏药。最为准确的时间应该是患者观察自己的患处不再出现肿胀时，可以贴上膏药或者选择热敷。

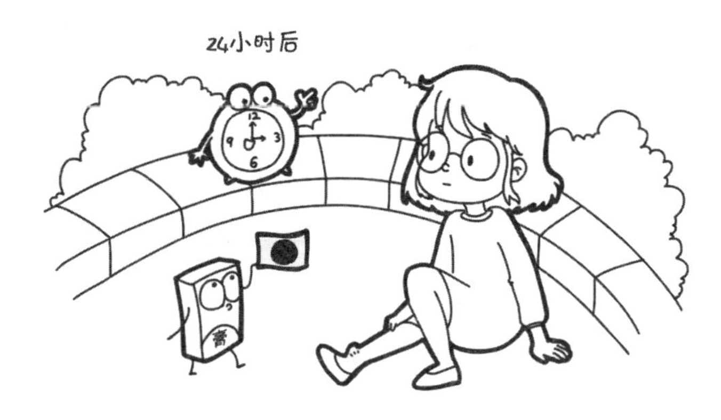

如果扭伤后皮肤无破损，可以立即冷敷或用冷水冲洗患处，使患处血管收缩，这样可减轻当时的肿胀和疼痛。24 小时后再贴膏药，既可减轻疼痛，又可缩短病程。

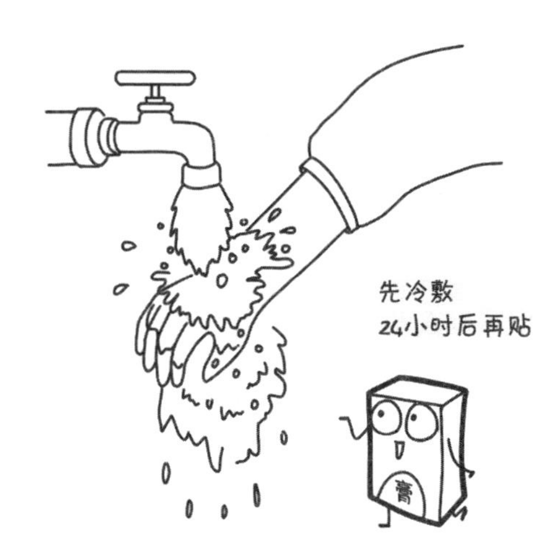

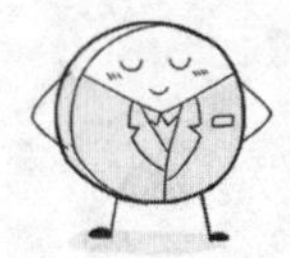

你知道磕伤碰伤后怎么选消毒药水吗

如果是轻微撞伤，皮肤完好，没有流血，立即用毛巾包冰块冷敷，可以收缩血管、缓解疼痛，不需要使用消毒药水。

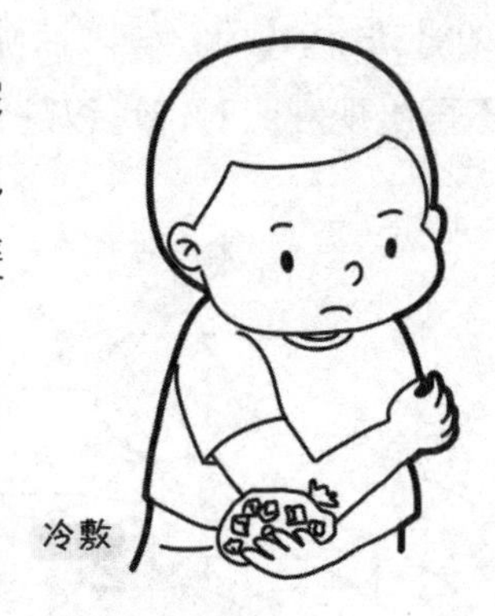

如果跌倒引起了擦伤，伤口表面隐隐渗血，可以先用生理盐水冲洗，然后再用碘伏消毒，然后无菌纱布包扎，不要用酒精或碘酒，会非常疼的。

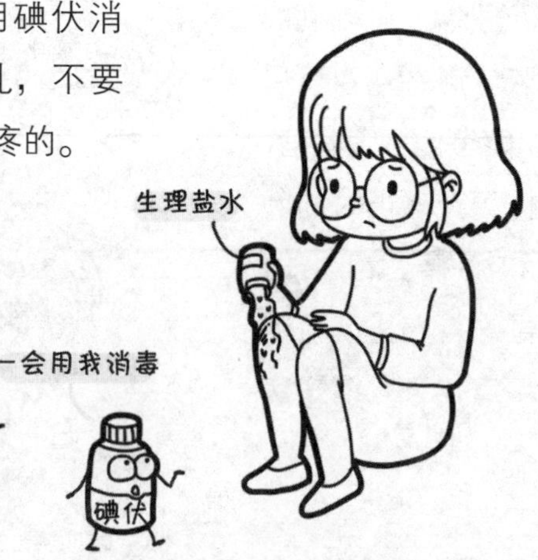

如果是被刀割伤，伤口较深，达到皮下组织，可先用双氧水冲洗伤口，然后用生理盐水冲洗。如果没有的话可以用干净的水代替，最后用碘伏消毒伤口，无菌纱布包扎。这种情况需要考虑打破伤风针，建议到医院找专业人士处理。

如果是陈年旧伤久不愈合，造成了感染，同样采用双氧水－生理盐水－碘伏－无菌纱布的步骤。

酒精： 杀菌能力最强的是75%的酒精，可用于手部表面消毒，不建议用来消毒割伤、擦伤、烧伤等有创面的皮肤。

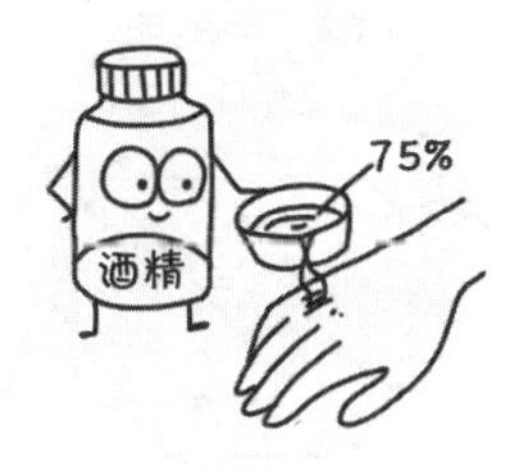

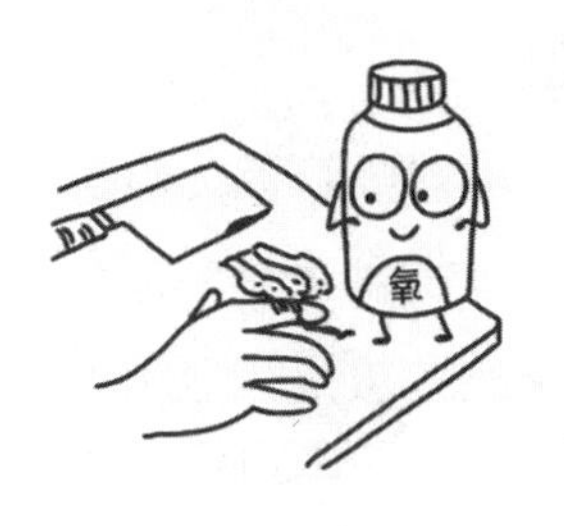

双氧水： 有很好的止血作用，适用于新鲜的刀割伤、陈旧的感染化脓伤，以及有破伤风风险的伤口。

碘酒： 消毒皮肤后，要用75%酒精进行脱碘，否则会烧伤皮肤。不能用于破损皮肤的消毒。

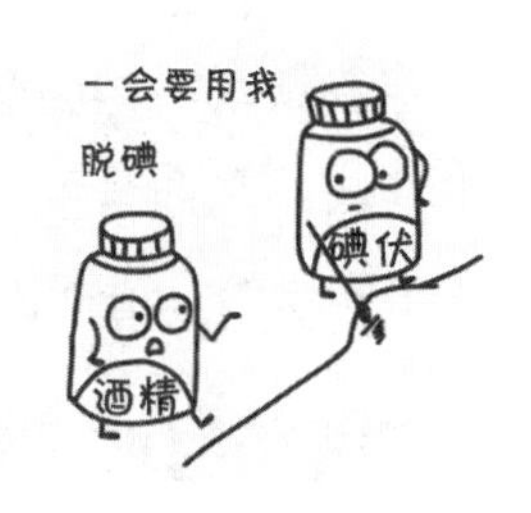

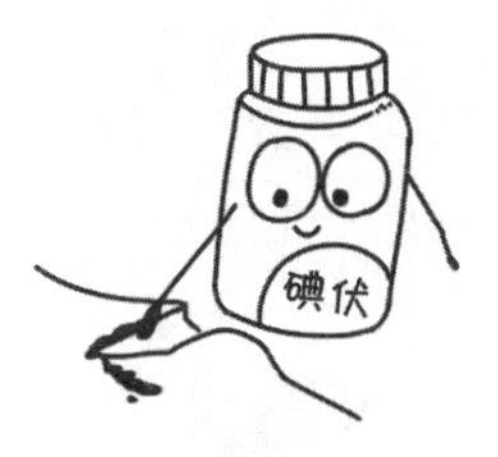

碘伏： 水溶液，刺激性小，可用于皮肤、黏膜破损伤口的消毒。

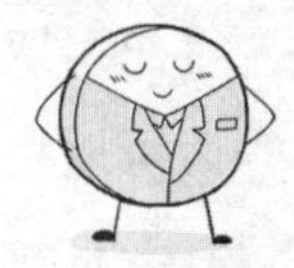

中药煎煮有讲究

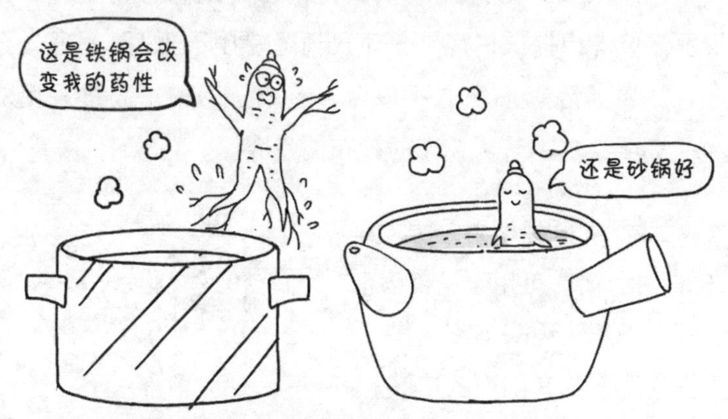

避免使用铝、铁质煎煮容器

煎煮中药最好选择瓦罐、砂锅类器具，因为这类器皿的材质稳定，导热均匀缓和，不易与药物发生化学反应，不会影响药物的合成与分解，从古至今一直被沿用。另外，还可以选搪瓷、不锈钢、玻璃等材质的器皿。但是要禁用铁锅、铜锅和铝锅煎药，因为这些材质的化学性质不稳定，在煎煮过程中能与中药所含的化学成分发生反应，从而改变药性，影响汤剂的质量，进而降低疗效。

根据不同药材加适量水

一般第一次加水量控制在高出药面 3 厘米为宜，第二次控制在高出药渣表面 2 厘米左右。质地疏松、体积大、芳香易挥发类的药材，加水以覆没为度；质地坚实体积小、需要长时间熬制的，需多加水。

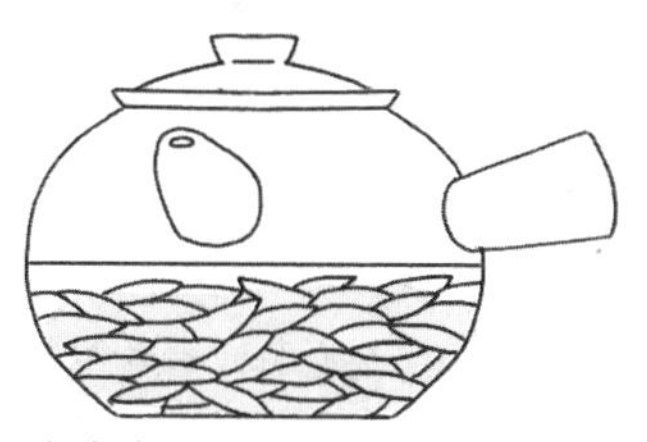

质地疏松、体积大、芳香易挥发类的药材，加水以覆没为度

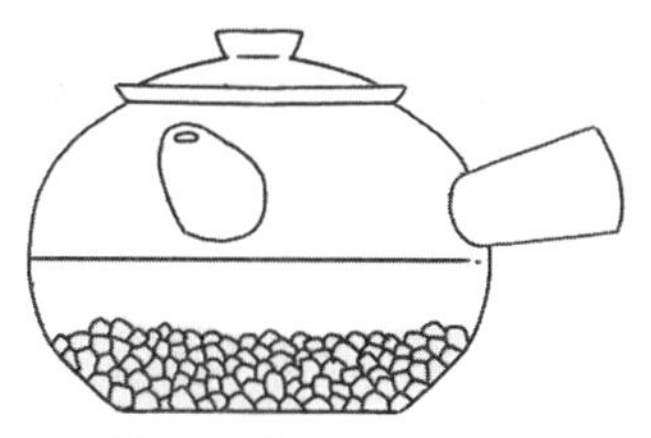

质地坚实体积小、需要长时间熬制的，需多加水

火候、时间控制好

煎药温度的高低，中医称之为火候，有“文火”和“武火”之分。文火是指弱火，温度上升缓慢，水分蒸发也慢。武火是指强火，温度上升快，水分蒸发也快。煎药时的温度太高会使水分蒸发太快，不利于药物成分的释放，还可能将药煎煳了。一般在水未沸腾前用武火，煮沸后改用文火，使其保持在微沸状态，这样有利于药物有效成分的煎出。

以药沸开始计算，第一煎一般需要煮 20 ~ 30 分钟，第二煎 30 ~ 40 分钟。但根据药物性质不同，煎煮时间有所差别，解表类药第一煎 10 ~ 15 分钟，二煎 10 ~ 20 分钟；滋补类药第一煎 30 ~ 40 分钟，第二煎 40 ~ 50 分钟。

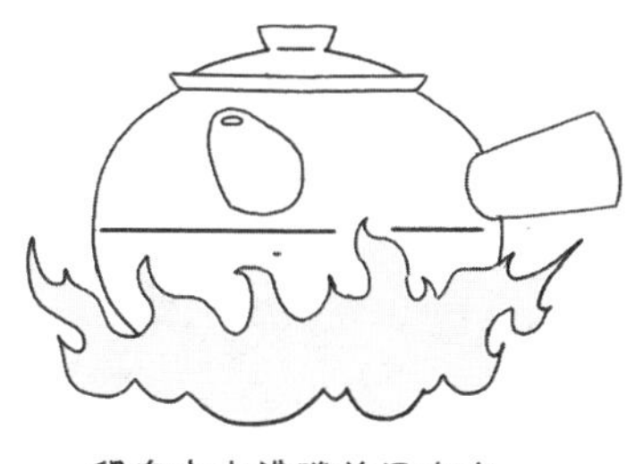

一般在水未沸腾前用武火

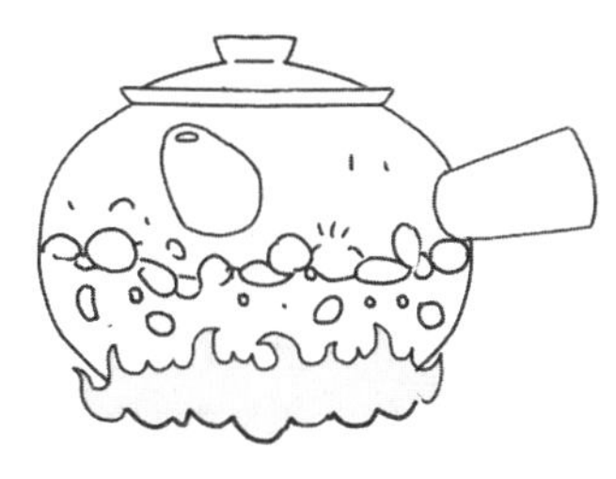

煮沸后改用文火

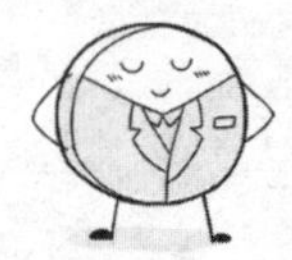

这才是服用免煎中药的正确方式

服用免煎中药时，需要把中药放到容器中，根据药量添加适量的水，然后再把药物和水完全地搅拌均匀，按照医生嘱托的方式进行饮用，一般早上、晚上需要各吃一次，将药液加热之后再进行服用。

搅拌均匀
温开水冲泡哦~
难溶解的时候可以放进来微波一下
早晚服用哦~

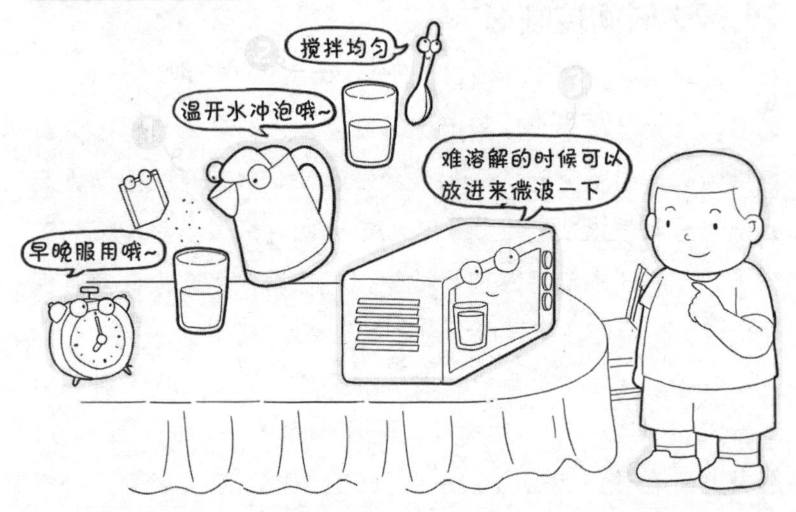

要注意的是，如果用温开水冲泡的时候比较难溶解，可以放入微波炉中加热一下，药物完全溶解才能够更好地发挥药效。

另外，免煎中药里面含有一些比较名贵的中药材，它是经过粉碎以后加入到药物里面的，这些药物一般不容易溶解，我们在喝之前一定要搅拌均匀。中药的味道一般都不太好，可以适当地添加一些蜂蜜来改善口感。

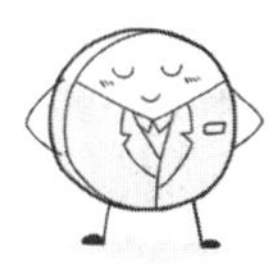

中药太苦了，能加点糖再喝吗

不适宜加糖

糖本身具有一定的药性和疗效，多食会助热，如果患者具有腹胀、湿热停滞、痰积体内、舌苔厚腻等情况，一般严禁加糖。

白糖性凉，红糖性温，如果白糖加入温热药中，或把红糖加入寒凉药中，会减弱药性。

中药化学成分复杂，糖类特别是红糖，含有较多的铁、钙等元素，中药中蛋白质、鞣质等成分会与糖发生化学反应，使药液中的某些成分凝固变性，发生浑浊、沉淀，影响药效。

有些药是利用药的苦味来刺激消化腺分泌，从而发挥疗效的，如黄连就是通过味觉分析器的兴奋，刺激食欲中枢，反射性地引起胃液分泌增加，从而发挥健胃作用。如果加糖，反而失去了这种作用。

喝中药太苦了有没有办法缓解呢?

中药味苦难以下咽，喝过中药的人都深有体会，下面这几种小窍门可以缓解中药的苦味，再喝中药时不妨试试。

在上午8点~10点或
下午2点~3点服药
喝完药喝点温开水
缓解中药苦的方法
药液20℃~36℃时服用
避免用舌尖尝药
快速喝药

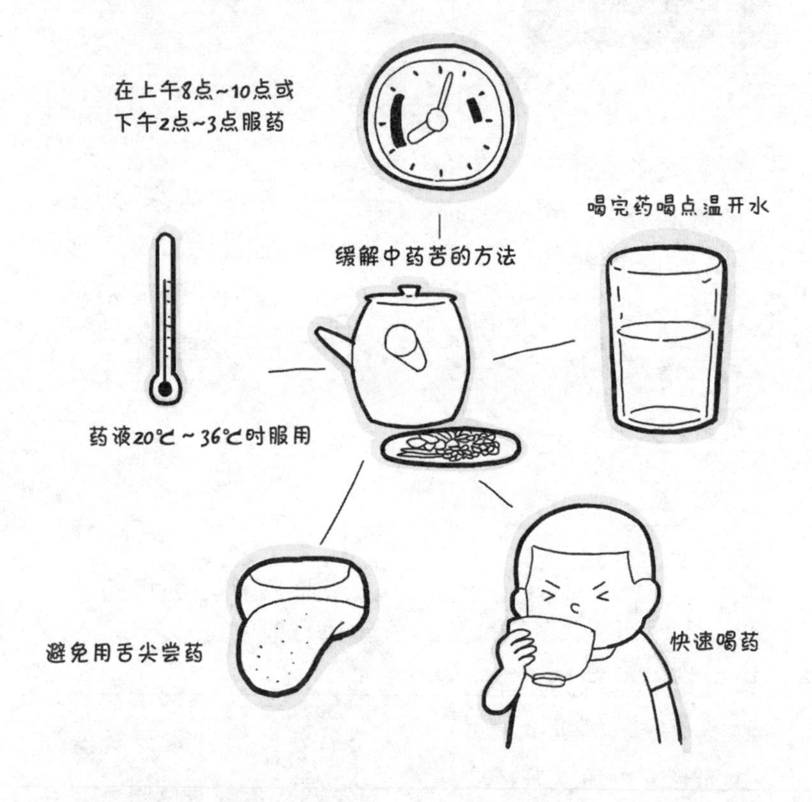

1 **把握好服药时间：**在一天 24 小时内，机体有两个吸收药物的“黄金时期”，一个是上午 8 点 ~ 10 点，另一个是下午 2 点 ~ 3 点。苦味中药可在饭后上述时间内服用。

把握适当的温度：当药液温度冷却至20℃~36℃时，易快速服下，此时感觉不会太苦。因为正常人体口腔内的温度为36.2℃~37.2℃，当汤药温度与舌的温度相近时，味觉神经的感觉最灵敏，此时喝汤药感觉味道最苦。当汤药温度高于38℃或低于36℃时，味觉神经不太灵敏，感觉苦味就会减弱。不过，汤药高于38℃有可能会烫伤口腔黏膜，因此20℃~36℃之间是最好的选择。

掌控含、咽部位：研究表明，人的苦味感受器主要集中在舌头的前半部，以舌尖最为突出。因此，药液入口后，最好迅速含贮于舌根部自然咽下，也可用汤匙直接将药液送至舌根顺势咽下。

掌握喝药的速度：喝药的速度越快，药液在口中停留的时间越短，受苦味的影响就会越小。反之，喝药的速度越慢，药液在口中停留的时间越长，感觉味道就越苦。因此，苦味中药的服用力求干净利落，苦味转瞬即逝。

服药后喝适量温开水：喝药后立刻用凉水漱口，然后喝适量温开水，这样既有利于胃肠道对药液的吸收，又可在一定程度上缓解药液的苦味。必要时可嚼一块口香糖，及时去除口腔中的异味。

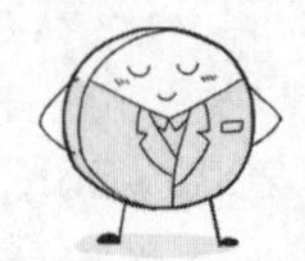

服用中药时要“忌口”吗

中医大夫常说吃药的时候要“忌口”，所谓“忌口”是指治病服药期间的饮食禁忌。大量的实践经验证明，在服用中药治病期间，饮食方面需要进行适当的忌口，主要是由所服的药物和病情本身决定的。

服用中药之所以有饮食方面的禁忌，是因为中药和某些与其性能相反的食物同服，会降低药物的疗效，有时还会产生毒性。

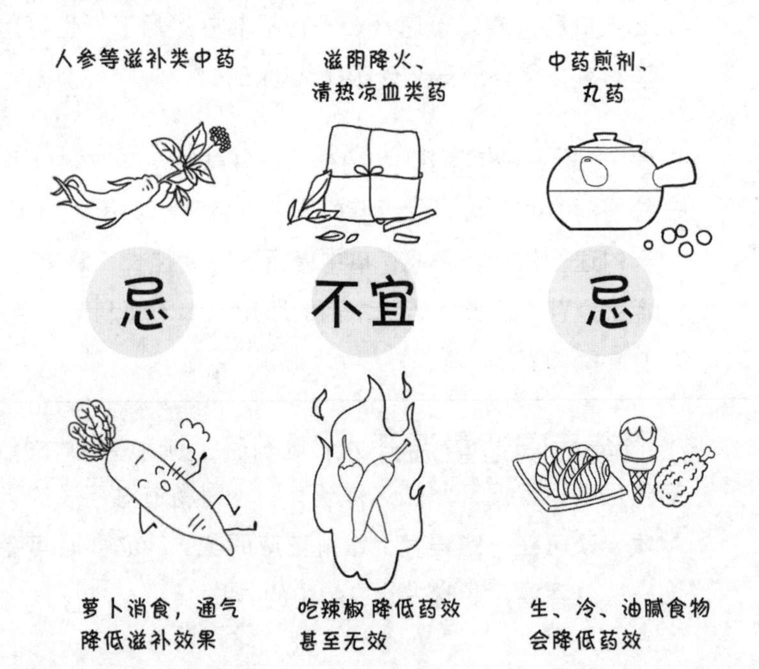

如服人参时忌食萝卜，因为萝卜具有消食、破气等功能，特别是服用人参等滋补类中药时，吃萝卜会降低药物的滋补效果，使其失去补益的作用而达不到治疗目的。服用滋阴降火或清热凉血类药时不宜吃辣椒，否则会降低疗效，甚至无效。服中药煎剂及丸药时，应忌生、冷、油腻类食物。另外，服中药时不宜喝茶，因为茶里含有鞣酸，会与中药里的某些成分产生化学反应，使人体不易吸收中药中的有效成分，而使疗效降低。服药期间，其他饮料如咖啡、可乐、雪碧都不宜饮用，一般应以喝白开水为主。

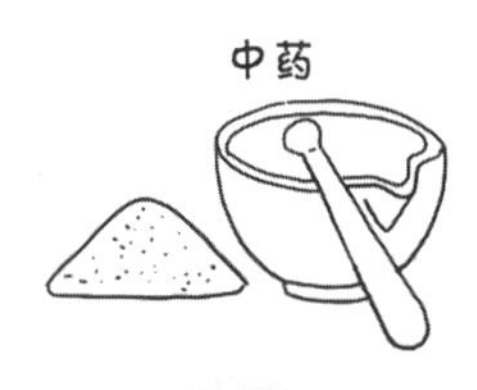

不宜

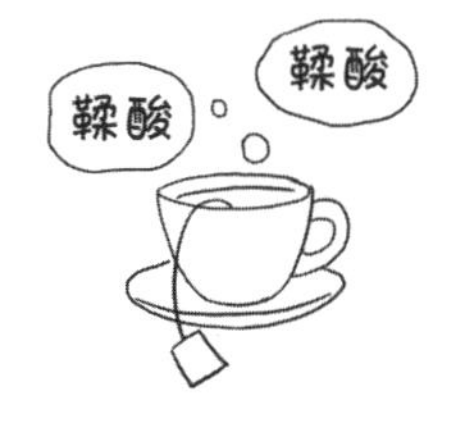

茶里含有鞣酸，会与中药里的某些成分产生化学反应

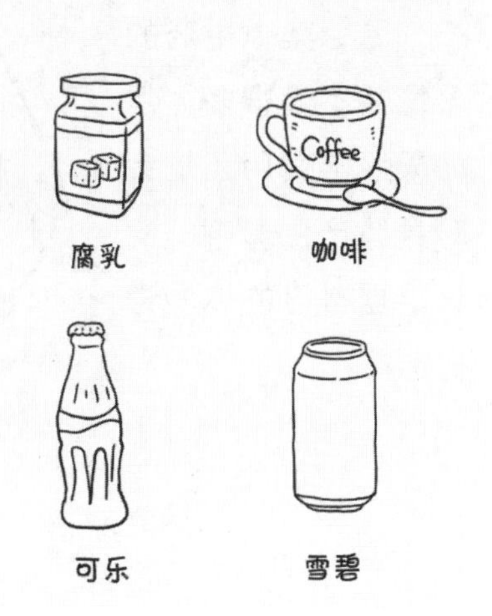

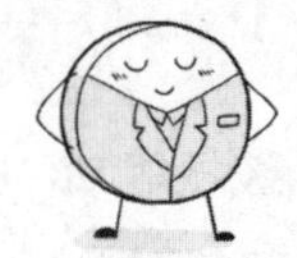

不要把酸梅汤、龟苓膏当零食吃

酸梅汤——夏日消暑的酸爽饮品
龟苓膏——去湿降火的解暑甜品
阿胶蜜枣——受女性欢迎的补血养颜保健食品

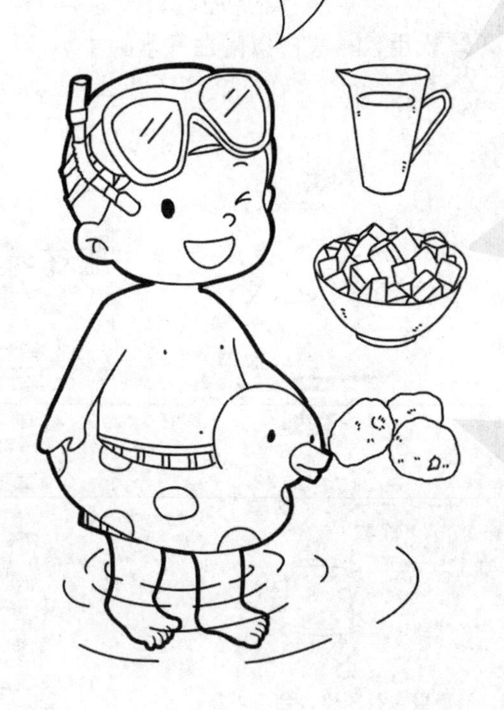

酸梅汤、龟苓膏中含有一些中药成分，这些中药大都为药食同源的原料。

尽管其中中药的含量并不是很多，但如果经常食用还是会对身体产生影响，应该根据自己的体质进行选择。

酸梅汤

中药成分：乌梅、山楂、桂花、甘草等。

食疗作用：作为酸梅汤的主要材料，乌梅在药理中可以起到敛肺、止咳、生津的作用。

适宜人群：肺脏阴虚火旺的人饮用酸梅汤有滋阴润肺、清热生津的效果。

不宜人群：女性在月经前和经期饮用，易引起月经不调。脾胃不好、易腹泻者不要过度饮用。

龟苓膏

中药成分：龟板、土茯苓、生地黄、蒲公英、金银花、菊花等。

食疗作用：清热解毒、滋阴补肾、消除暗疮、润肠通便。

适宜人群：常口干心烦、面部痤疮、习惯性便秘的阴虚之人宜食用。

不宜人群：寒性体质、脾胃虚弱的人不能多吃。龟板有兴奋子宫和促进血液循环的作用，孕妇不能吃，月经期也不宜多吃。

阿胶蜜枣

中药成分：大枣、阿胶。

食疗作用：阿胶有补血、滋阴润燥的功效，红枣味甘性温，可健脾生血。

适宜人群：平素有面色黄白、心慌怕冷、神疲倦怠、四肢乏力等症状者，体虚、血虚者和产妇皆宜食用。

不宜人群：阿胶滋腻，难以消化吸收，脾胃不好的人要少吃。

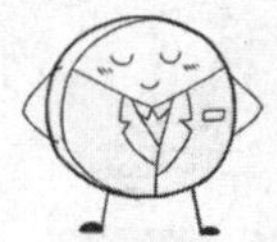

眼睛感觉干涩、疲劳能依赖眼药水缓解吗

书本、电脑、手机让我们的眼睛一直处在紧张状态。眼睛疲劳、干涩、发痒主要与视疲劳有关。为了缓解这些症状，保护眼睛，建议用眼时有意识地看一会休息一会，休息时多看远处，让眼睛放松，多眨眨眼睛。

很多人会常备缓解视疲劳的眼药水，视疲劳通常与眼睛干燥有关，眼药水的主要作用就是让眼睛湿润，补充一些营养。这些眼药水中的主要成分是人工泪液，有些还含有一些维生素、营养剂或者冰片，营养黏膜表皮，同时给人清凉、舒服的感觉。

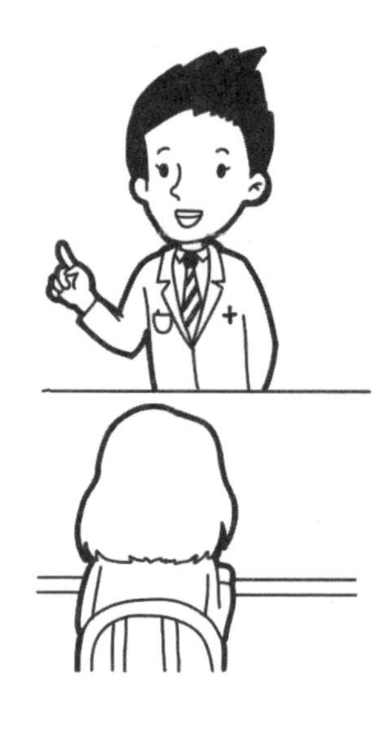

在选购和使用这类眼药水时，需要听从医生的建议。有些疾病可能会表现为眼睛不舒服，如果盲目使用缓解视疲劳的眼药水可能会掩盖眼睛疾病的症状，贻误治疗。同样是用眼疲劳感到眼睛干涩，需要根据不同原因有针对性地进行治疗，有些人可能需要补充水分，有些人需要补充营养剂，有些人则由炎症引起，需要针对炎症治疗。

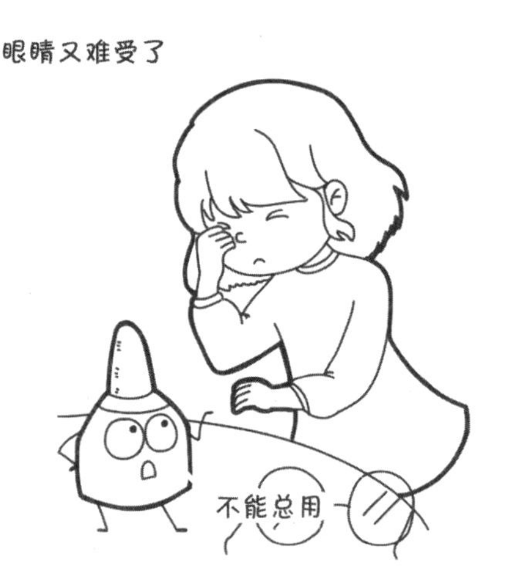

缓解视疲劳的眼药水不要频繁使用，以免形成依赖性。部分眼药水中有极少量的防腐剂成分，用得太多、太频繁可能损伤眼睛表面。建议一天最多使用3～4次，不要每天都使用。

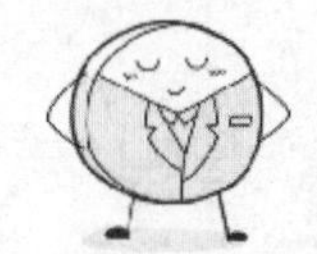

学会正确使用滴眼液

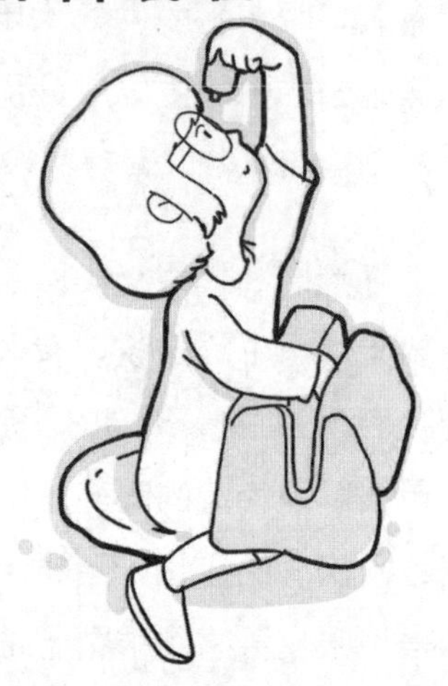

现在，滴眼液成为很多人缓解视疲劳、眼睛干涩等眼部不适症状的必需品。当玩电脑、看手机时间长了，就很自然地取出来滴几滴，自以为对眼睛能有保健作用。殊不知这种看起来很健康、方便的“护眼”方式却存在许多风险。

1

随意滥用： 很多人用滴眼液都是听人介绍或者买网红产品，随意选用。其实这样是很危险的，要根据不同的症状和发病原因来选择合适的药物。切忌自行用药，以免延误治疗。因长时间使用电脑、手机等出现的视觉疲劳不提倡用滴眼液改善症状，而应以保证充足睡眠、均衡营养、按摩眼部穴位等方式来缓解眼部疲劳。

2

自行混用： 选用滴眼液时，看到两种滴眼液刚好功能互补，好像正好能够解决自己的眼睛问题，于是便将两种混用，这种方法非常不可取。有些滴眼液混用后会降低疗效，有些甚至会产生毒性。如需联合用药，要严格按照医嘱使用。

长期使用：目前，市面上绝大多数滴眼液都含有防腐剂，长期使用不仅可对角膜上皮产生损害，而且会导致干眼症的发生。同时，长期应用抗生素类滴眼液，有可能造成条件致病菌感染。更为严重的是，长期应用激素类滴眼液有可能导致“皮质类固醇性青光眼”的发生。

使用方法错误：掌握正确的滴眼液使用方法十分重要。用药前要先洗手，用药时不要使滴眼液瓶口接触眼睑及睫毛，避免将滴眼液直接滴在角膜（黑眼球）上。双眼都需要用药者，应“先健眼、后病眼”的顺序，双眼都有病者，应按先轻后重的顺序。

保存不当：滴眼液一旦开了封，使用时间不应该超过 4 周，而且不用时应拧紧瓶盖，并将它妥善放置在阴凉、干燥的地方保存。若开封后长时间不使用，眼药水会失效，甚至被细菌污染，应及时丢弃。

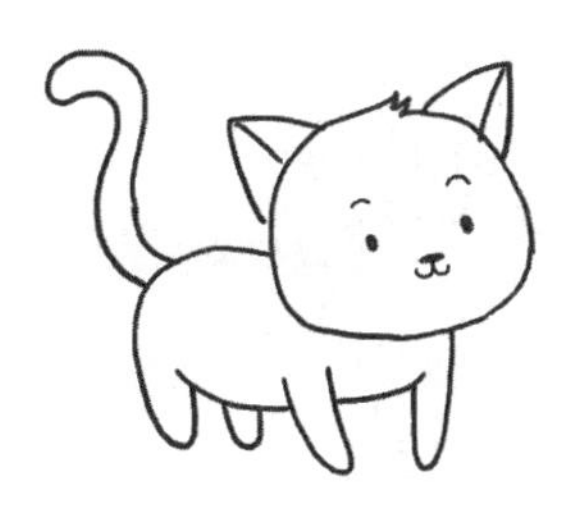

要想用好这小小的滴眼液也是大有学问的。只有学会正确使用滴眼液，才能使你的眼睛更加闪亮哦！

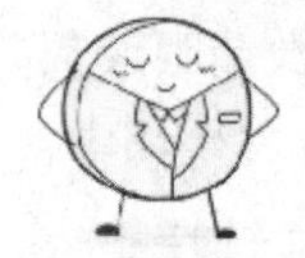

学会正确使用滴鼻剂

春秋季节更替时，是患有过敏性鼻炎的人最痛苦的一段时间，鼻塞、头晕、头痛等症状直接影响患者的学习与生活。尤其是慢性鼻炎有长期鼻塞症状，反复不愈，有些人就会经常使用滴鼻剂或喷雾剂以缓解鼻炎症状，但长期使用此类药物反而会引发药物性鼻炎，影响健康。

常用的滴鼻剂从功用上来说主要有三种

1 血管收缩类滴鼻剂，最常用的是麻黄素类滴鼻剂，这类药能起到收缩黏膜血管的作用，在短期内消除鼻黏膜充血肿胀，解除鼻塞。

2 激素类滴鼻剂，常用的如内舒拿喷雾剂，该类药物有明显的抗炎、抗过敏和抗水肿作用，可使病变的鼻黏膜恢复正常。

3 鼻黏膜润滑剂，常用的有复方薄荷油、石蜡油等，能促进黏膜润滑，保持鼻腔的湿润，对于干燥性鼻炎有一定的治疗作用。

血管收缩类滴鼻剂不宜长期使用，长期使用滴鼻净（萘甲唑啉）可致鼻腔黏膜血管一直处于收缩状态，使其收缩舒张功能失调，局部黏膜组织增生，引起药物性鼻炎，时间长了还会产生依赖性。

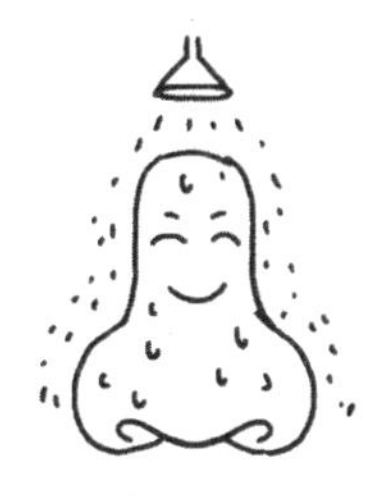

还需注意的是，滴鼻剂的使用方法也是有讲究的。用药前应把鼻腔内的鼻涕或脏物洗净。

滴鼻时可采取仰头位或侧头位两种姿势

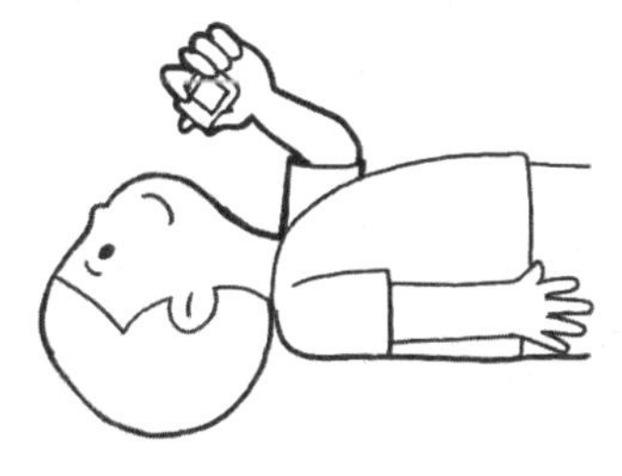

仰头位是指患者仰卧，肩下垫枕、头垂直后仰或将头垂直后仰悬于床缘，鼻孔向上，将药液向鼻孔内滴入，一次 2~3 滴。

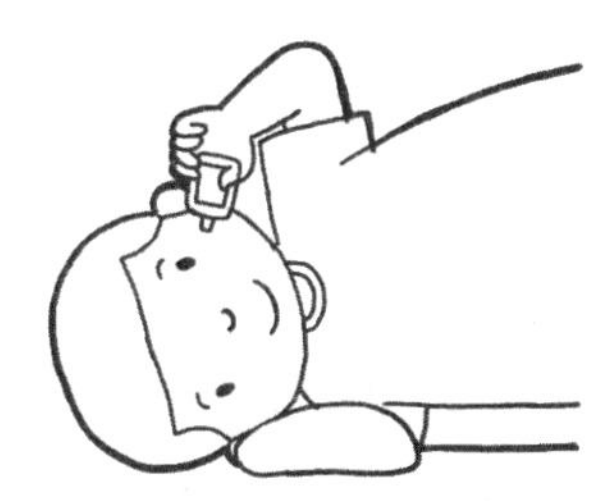

侧头位是指患者头部偏向一侧，肩下垫枕，将药液滴入下方鼻孔，一次 2~3 滴。

按照规定剂量以上述姿势将药液缓慢滴入鼻孔后，头应保持后倾姿势 10~15 秒，同时轻轻用鼻吸气 2~3 次，使药液均匀散布于鼻腔。滴鼻剂如为混悬液，用前应摇匀后再滴用。滴鼻时滴管头应悬空，不能触及鼻部，以免污染药液。滴鼻后，如药液流入口腔内，可将其吐出。使用滴鼻剂效果变差时，应及时寻找原因或请专科医生诊治，不可长期擅自使用。

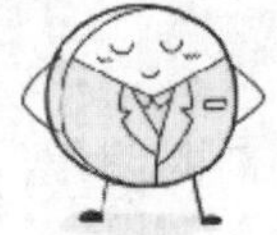

外出旅游时带上这些药，避免“人在囧途”

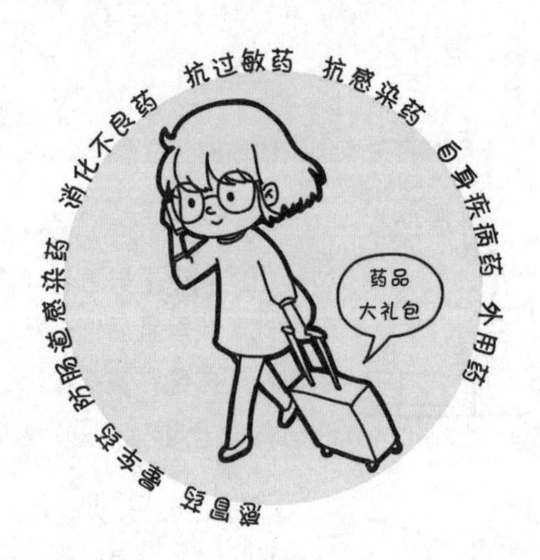

感冒药

旅行中天气冷热变化无常，一旦出现感冒症状，最好及时用药加以控制。酚麻美敏片、氨麻美敏片、美扑伪麻片、氨咖黄敏胶囊等感冒药可以迅速缓解感冒症状，维C银翘片等中成药对感冒初期症状也很有效。

晕车药

旅途免不了颠簸，如果乘车、船、飞机时出现眩晕、呕吐，可以服茶苯海明（乘晕宁），或者将消炎镇痛膏贴于脐眼。需要注意的是，应在乘坐车、船、飞机前半个小时服用药物，如为长途旅行，则需要在上车、船或登机后3～4小时再加服一次。

便秘或腹泻类药物

出门在外吃饭，一方面，饮食卫生条件难与家中相比，另一方面，出门旅游难免会在不自觉中品尝到比平时更多的食物，不分冷热，不分酸甜辣地吃进肚中，因此可能会造成消化不良、腹泻等问题。可备上小檗碱（黄连素）、诺氟沙星、蒙脱石散剂、开塞露、通便灵、藿香正气丸、保济丸、救必应胶囊以备不时之需。小檗碱、诺氟沙星配合蒙脱石散剂服用可以迅速抗菌止泻，伴有恶心、呕吐症状时可服用藿香正气丸、保济丸、救必应胶囊。便秘时可选用开塞露、通便灵。

抗过敏药

外出旅行到了一个新的环境，饮食、住宿甚至季节的变化都可能带来过敏原，因此外出时备上抗过敏药物很有必要。可选择消炎止痒膏类的外用药，但含有激素成分的外用膏剂不宜长期使用。如果外用药效果不好，可选用抗组胺药，如氯苯那敏、氯雷他定、西替利嗪等。

外用药

外出旅游往往免不了户外活动，可能遇到蚊虫叮咬，磕磕碰碰，因此创可贴、碘酒、伤湿止痛膏也是旅游必备药。此外，红花油可用于外伤或扭伤，风油精、清凉油可用于蚊虫叮咬。

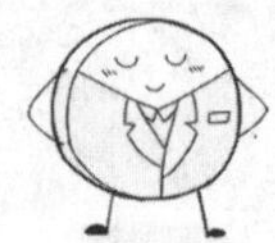

当考试或比赛撞上经期，不可随意用药物调节

有些女生在考试或比赛日期刚好撞到经期时，习惯通过服用药物来调整经期。其实这样做非常不好，如果长时间用药物来改变月经来潮时间，会对女生的身体产生很大的危害。

规律的女性月经周期是由内分泌系统精确调控而成的，因此，保持内分泌系统的正常状态尤为重要。服用激素虽然可以推迟月经来潮，但也可能会打乱身体自己的内分泌规律，引起内分泌失调，如果经常用药物来改变月经周期，还会导致月经紊乱。

保佑大姨妈别来
保佑考试顺利
必胜
过几天的考试
全靠你了
6月

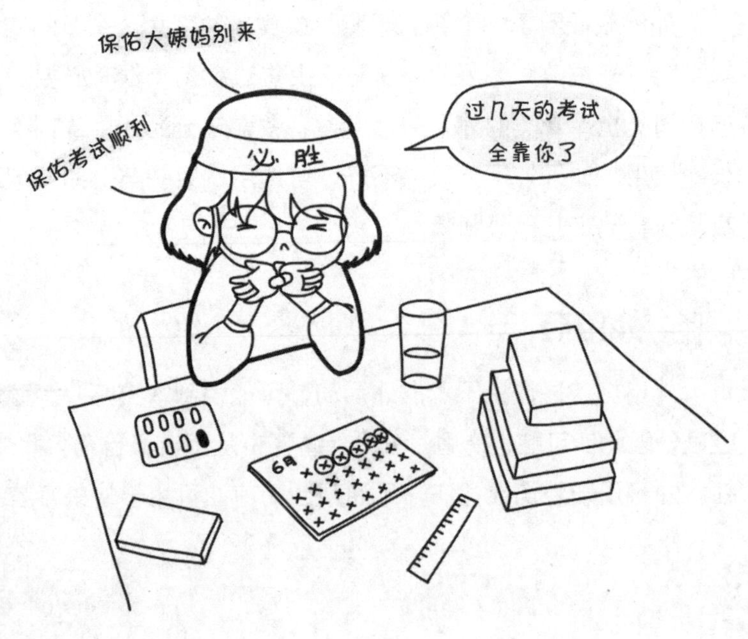

大姨妈！
你为什么每次
来的都不是
时候啊！！！
不可以乱吃药！
吃药推迟下～
可是，
马上要考试了怎么办？
医生，我能吃调经药吗？
妇科

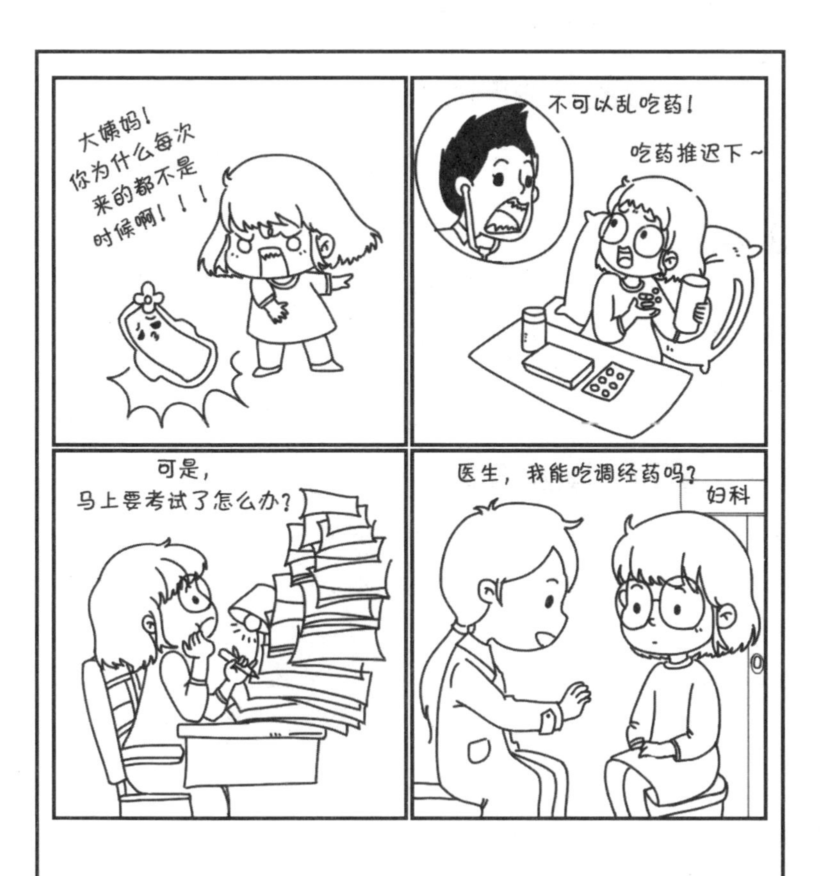

此外，推迟而至的月经一般经量较多，持续时间稍长，也会对身体不利。因此，如有特殊情况，确实需要用药物推迟月经来潮时，应去医院在妇科医生指导下进行，切不可自己随意用药物调节。

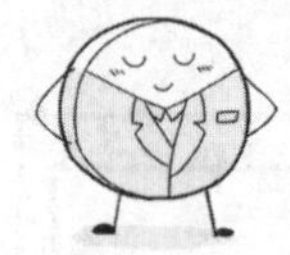

“好朋友”来了要远离这几种药物

止痛药

月经期间不宜乱用。很多女生都遭受过痛经的困扰，有些女生每次来月经时习惯性服用止痛药。乱用止痛药可造成神经系统功能紊乱、记忆力降低、失眠等不良后果。月经时如感觉腹痛，可用热敷或喝些生姜红糖水、玫瑰花茶等来缓解。如果疼痛不止，应及时就诊。

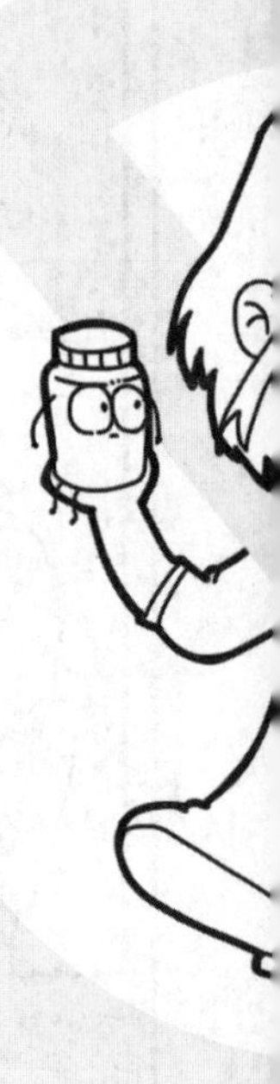

激素类药物

月经期间不宜使用。经期使用激素类药物会导致体内激素失去平衡。例如，雄激素能抑制排卵、导致月经紊乱；口服避孕药能导致乳房触痛或突破性出血；黄体酮可导致乳房胀痛或不规则阴道出血等。

减肥药

若在月经期间服用减肥药，会造成月经紊乱、多尿、排尿困难以及性欲改变，或者引起精神紧张、焦虑、心悸等不良反应。

止血类药物

月经期间应慎用。止血类药能够降低毛细血管的通透性，从而促使血管收缩，导致经血不畅。

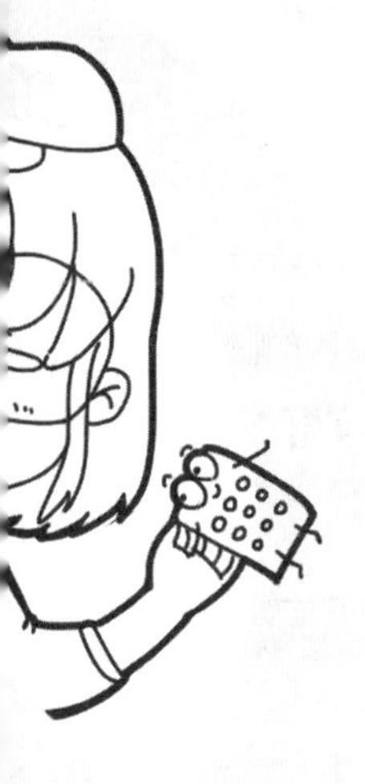

其他药物

月经期间应避免使用对子宫有刺激的药物，停止使用引起子宫生理功能变化的药物，如峻泻药、子宫收缩药，以及具有行气破滞、活血祛瘀作用的中药。月经期间禁止使用各种阴道栓剂、坐药，治疗妇科感染性疾病的局部外用药也应暂停使用，因为月经期间子宫黏膜充血，宫口开放，容易被感染。

一般月经来潮时，子宫腔内有出血面，阴道里有积血，应注意保持经期卫生，否则很容易导致细菌感染。为了预防生殖器官感染，应保持外阴清洁，经期使用卫生合格的卫生棉、卫生巾很重要。

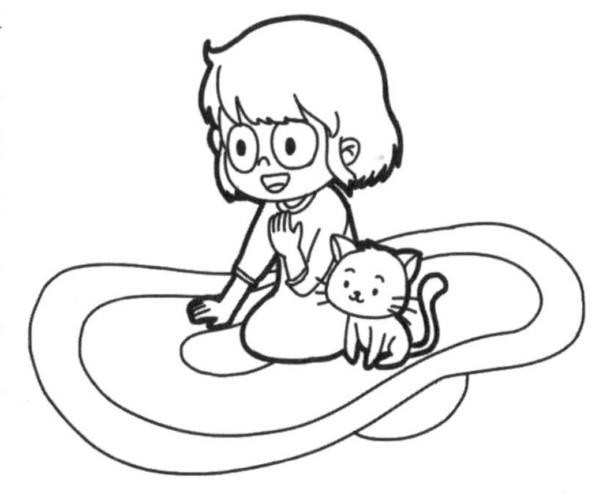

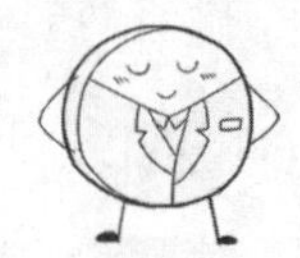

“好朋友”来了腹痛，不可乱服止痛药

对于有痛经的女生来说，“好朋友”初来乍到的那几天绝对是折磨身心的历练。轻者腰酸、腹痛、行动不便，严重的甚至疼到胃痉挛、呕吐、大脑一片空白。

痛经分为**原发性痛经**和**继发性痛经**。原发性痛经是指生殖器官无器质性病变的痛经。继发性痛经是指由盆腔器质性疾病引起的痛经，如子宫内膜异位症和盆腔炎症。

已经疼到无法思考了，怎么知道自己是原发性痛经还是继发性痛经呢？
当然要到医院检查才可以确定啦。
我插

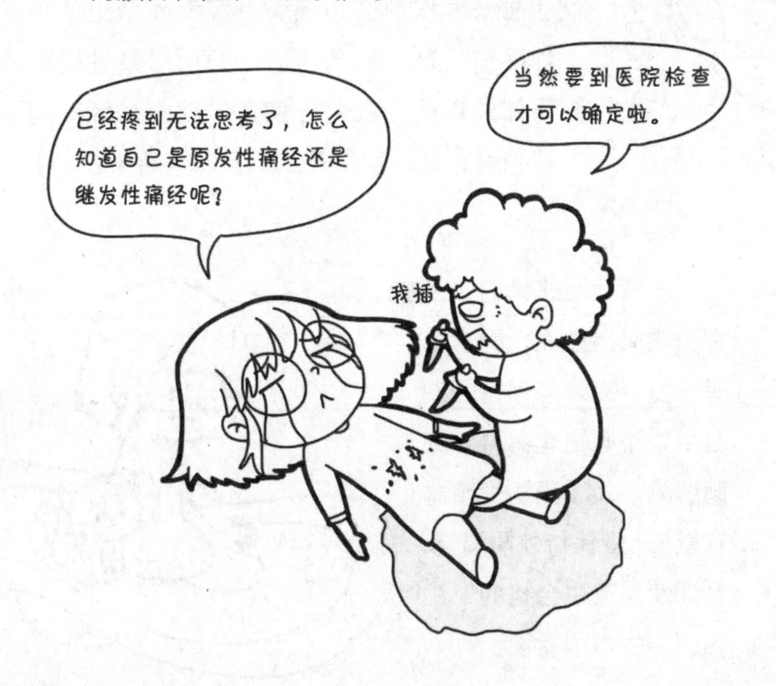

如果在未查明痛经的真正原因前自己乱吃止疼药，会掩盖病情，造成更严重的后果。所以如果感觉痛经情况严重，务必及时就医。

大部分痛经属于原发性痛经，主要是因为月经期间子宫内膜大量分泌前列腺素，引起子宫平滑肌收缩、痉挛。经期伴随的腹泻、腰痛、头痛，都与前列腺素脱不了干系。而且前列腺素还能提高周围神经对疼痛的敏感性，增强人体对疼痛的感觉。

子宫血流阻力增大时，经血流通不畅，子宫血管收缩，也会导致痛经。此外，在经期时，身体感知疼痛的脊髓和丘脑部分感官网络抑制会有一定程度的解除，所以这段时间身体对疼痛感的敏感性增高，会比平时感觉更疼。

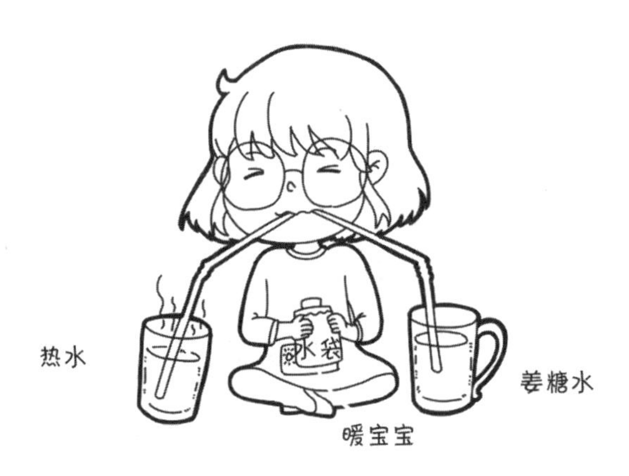

喝热水、喝生姜红糖水、抱着热水袋、贴上暖宝宝，这些常用方法可以在一定程度上缓解疼痛。如果实在疼痛难忍，而且不是由病变引起的痛经，可以选择止疼药来快速消除这种疼痛的折磨。

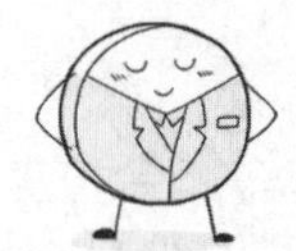

痛经吃止痛药会上瘾吗

对于原发性痛经，可以合理服用止痛药来缓解疼痛，而且我们平时能在药店买到的止痛药，药效很弱，不会成瘾。

止痛药主要分为非甾体类抗炎药和中枢镇痛药。药店卖的止痛药，如阿司匹林、对乙酰氨基酚、布洛芬、吲哚美辛等，本质上都是非甾体类抗炎药（解热镇痛药），恰好能抑制前列腺素合成，让子宫平滑肌不再剧烈收缩，直接缓解痛经。

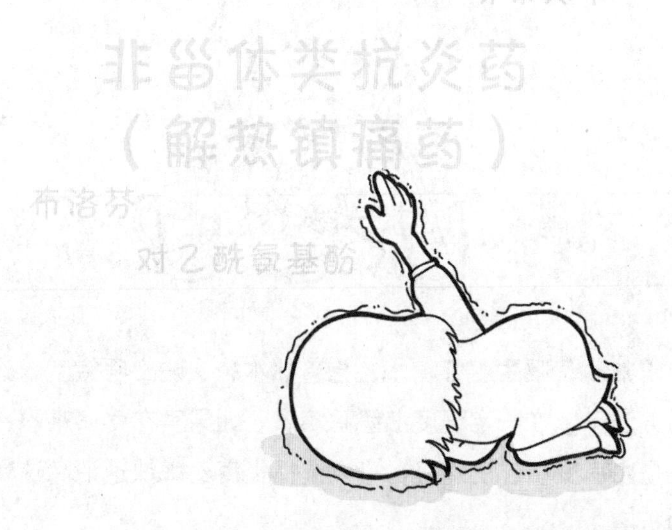

中枢镇痛药才是我们所说的“会上瘾”的止痛药，代表药物有吗啡、哌替啶等，但这类药物是受到严格管制的，主要用于癌症患者、术后镇痛等，我们在药店根本买不到，所以就不用瞎操心止痛药上瘾的问题了。

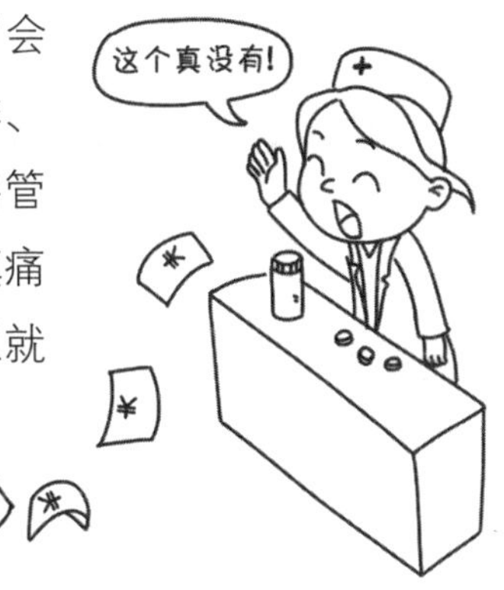

原发性痛经一般在月经前后几小时出现，有时能持续 1 ~ 2 天，一般吃了药之后，药物只能抑制身体不再合成新的前列腺素，而已经合成的前列腺素只能靠身体代谢掉，所以吃药后不会马上止痛。如果每次痛经都非常严重，可以提前吃上止痛药，让药物早些起效。

特别提醒

主要成分一样的几种止痛药不能同时吃，避免服用药量超标。多数非甾体类抗炎药都会刺激肠道，吃了止痛药别再喝茶、咖啡和酸性饮料，减少对胃肠道的刺激。止痛药不能连续吃 5 天以上，会增加胃肠道、出血性疾病及心血管病的风险。

养成良好的作息习惯，均衡营养的膳食结构，规律适度的锻炼，月经期避免受寒都可以帮你缓解痛经。

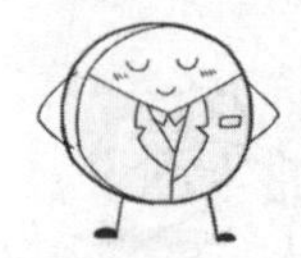

口服避孕药可以治痘痘吗

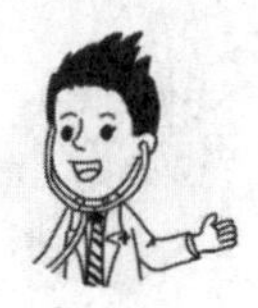

痘痘，也就是痤疮，是怎么形成的？

一般情况下，皮脂分泌过度，毛囊皮脂腺导管异常角化堵塞，大量皮脂排出障碍从而导致细菌感染及炎症反应。皮脂腺分泌是由雄激素主导，内分泌失调，雄激素分泌增多，是导致痤疮的重要原因。

口服避孕药是治疗痤疮的有效方法，还是不靠谱的谣传呢？

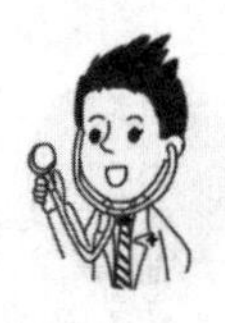

口服避孕药是真的能治痘痘！

所有的口服避孕药都能抑制黄体生成素（LH）的分泌，从而减少雄激素的合成，使皮脂分泌减少，所以对痤疮有一定的治疗作用。

需要注意的是，口服短效避孕药有两种类型。一种是复合型的，含有雌激素和孕酮，一种是只含有孕酮的。只有复合型的短效口服避孕药能用于治疗痤疮，而只含有孕激素的避孕药有可能会让你的痤疮加重！

口服短效避孕药用于治疗痤疮有一些限制条件，十四五岁以上的女孩子，来过月经，不处于孕期，最好也不处于哺乳期，同时有避孕需求，且仅限用于治疗皮脂分泌旺盛导致的痤疮。

其实，饮食、心情、睡眠等因素都可能导致痤疮形成，保证食物中摄入足量的锌、维生素 A、维生素 E，适当减少奶制品和含糖食物的摄入，保持轻松愉快的心情，拥有充足的睡眠，可以帮助预防和缓解痘痘。如果需要用药物进行治疗，建议到医院咨询皮肤科医生，根据专业医生的指导用药。

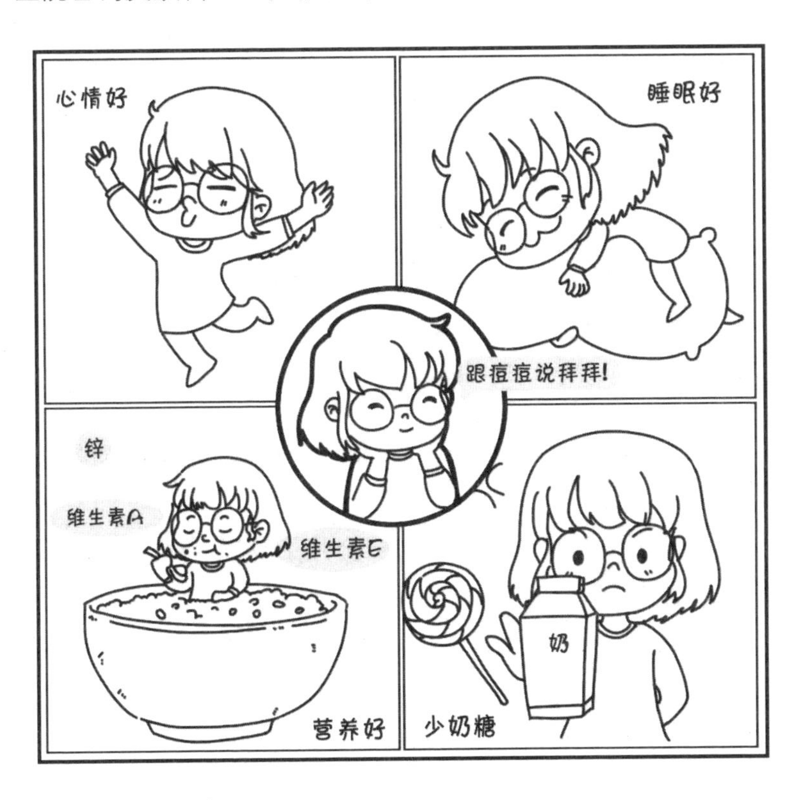

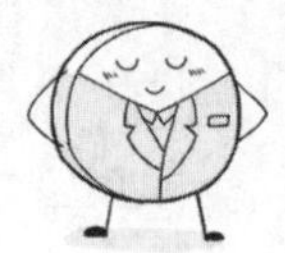

你知道紧急避孕药不可乱服吗

紧急口服避孕药（EOC），能打消女生对意外怀孕的顾虑，却可能带来一系列后遗症和心理担忧，如月经失调、面部长斑、肥胖、卵巢囊肿、宫外孕等。

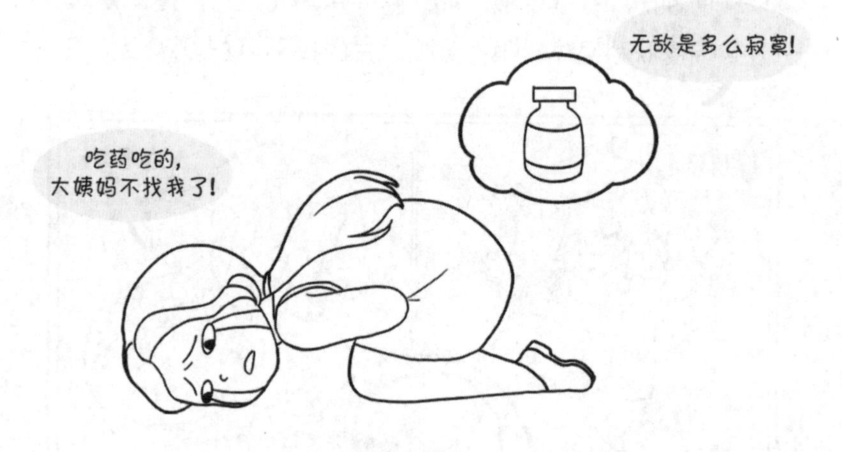

在了解服用 EOC 的副作用之前，首先要知道正确服药的方法，这样才能最大程度避免副作用。

一年不要服用超过 3 次，一个月不要超过两次。两次服用间隔时间不应少于一个月经周期。

越早服用 EOC 避孕的效果越好，不能超过 72 小时。EOC 只对前一次房事有补救作用，对下一次没有预防作用。服药后至月经恢复前，不应再有无保护性生活。

市面上的EOC种类很多，最常见的产品中都含有孕激素。EOC的孕激素药物剂量很高，一盒的药量大概相当于8天的常规短效口服避孕药药量，所以它能在短时间内改变人体的内分泌，避免妊娠发生。

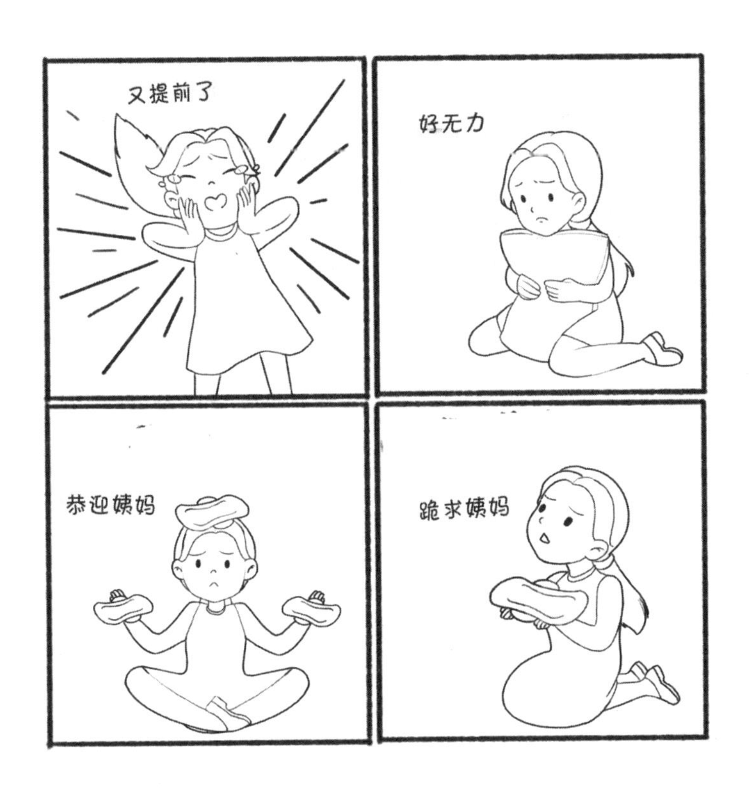

大剂量的孕激素作用于人体，可能会导致月经周期紊乱、不规则阴道出血。滥用EOC还可能引起卵巢囊肿和卵巢早衰。为了自己的健康，一定要慎重服用紧急避孕药。

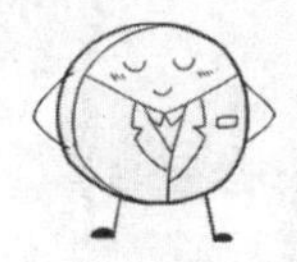

身材不能靠药材，慎选减肥药

青春期女生随着生理发育和身高增长的减缓，会出现脂肪积累增多、身体丰满的现象，而部分女生因为不适应这种生理发育情况，或为了追求身材苗条，会通过节食、吃减肥药等不科学的方法减肥。

是否需要减重应该先看体重指数（BMI），体重（千克）除以身高（米）的平方所得的数值，我国健康成年人（18~64岁）BMI在18.5~23.9之间属正常，大于24为超重，超过28为肥胖。青少年处于生长发育阶段，不同性别、年龄有相应的BMI判断标准。超重和肥胖会导致很多相关疾病的发生，如果体重指数已经超过正常范围，为了身体健康，可以选择科学的方法来减重。

男生

年龄（岁）	消瘦	正常	超重	肥胖
12 ~	≤ 15.4	15.5 ~ 20.9	21.0 ~ 24.6	≥ 24.7
13 ~	≤ 15.9	16.0 ~ 21.8	21.9 ~ 25.6	≥ 25.7
14 ~	≤ 16.4	16.5 ~ 22.5	22.6 ~ 26.3	≥ 26.4
15 ~	≤ 16.9	17.0 ~ 23.0	23.1 ~ 26.8	≥ 26.9
16 ~	≤ 17.3	17.4 ~ 23.4	23.5 ~ 27.3	≥ 27.4
17 ~	≤ 17.7	17.8 ~ 23.7	23.8 ~ 27.7	≥ 27.8
18 ~ 64	< 18.5	18.5 ~ 23.9	24.0 ~ 27.9	≥ 28

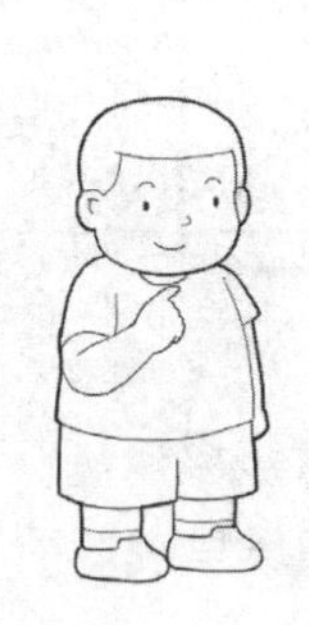

女生

年龄（岁）	消瘦	正常	超重	肥胖
12 ~	≤ 14.7	14.8 ~ 21.8	21.9 ~ 24.4	≥ 24.5
13 ~	≤ 15.3	15.4 ~ 22.5	22.6 ~ 25.5	≥ 25.6
14 ~	≤ 16.0	16.1 ~ 22.9	23.0 ~ 26.2	≥ 26.3
15 ~	≤ 16.6	16.7 ~ 23.3	23.4 ~ 26.8	≥ 26.9
16 ~	≤ 17.0	17.1 ~ 23.6	23.7 ~ 27.3	≥ 27.4
17 ~	≤ 17.2	17.3 ~ 23.7	23.8 ~ 27.6	≥ 27.7
18 ~ 64	< 18.5	18.5 ~ 23.9	24.0 ~ 27.9	≥ 28

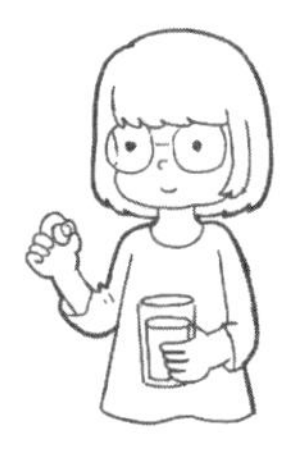

很多人认为减肥药可以快速瘦身，等瘦下来之后再靠合理饮食和运动来维持体重，这种方法更好。但青少年服用减肥药有很大的风险，减肥药中含有泻药成分，减肥药实际上是靠排泄大于摄入来减重。泻药成分会刺激结肠的神经和肌肉，长期服用会破坏结肠神经和肌肉原本的功能，又会造成便秘。在便秘的情况下又会依赖泻药来帮助排便，这种情况会恶性循环，最终可能需要手术治疗。

控制饮食和加强运动是保持健康体重的两大法宝。青春期不仅生长发育迅速，而且处于学习的关键时期，学业繁重，对能量和营养素的需求远高于成年人。一日三餐合理分配，调整饮食结构，适当控制米饭、面条、馒头等淀粉类食物摄入量，增加牛肉、鱼、鸡蛋等不易消化的食物，多吃能量低、饱腹感强的蔬菜，总摄入量就会相应减少。

只有动起来才能消耗摄入的能量，不让多余的能量变成脂肪储存起来。所以坚持运动很重要。

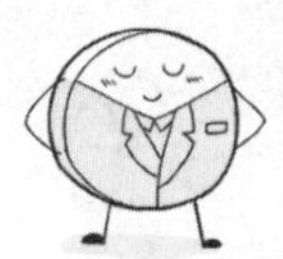

激素类药膏不能当化妆品用

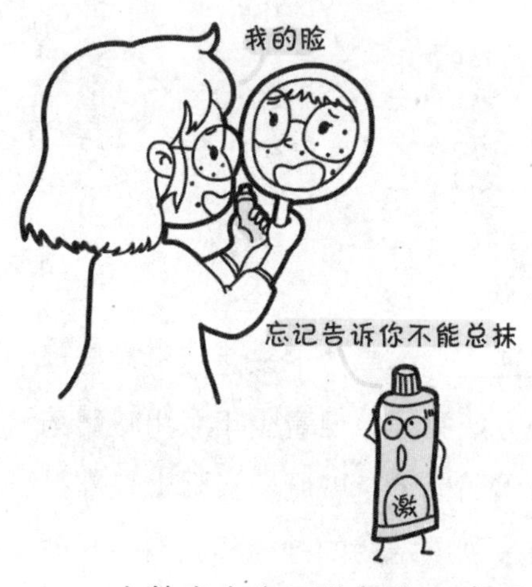

激素类药膏刚开始使用时会让面部的红疹消退，皮肤变得光洁，很多人觉得找到了战痘利器，于是把激素药膏当作护肤品，天天往脸上抹。殊不知，长期使用含激素的药膏，不仅损害容貌，而且会加快皮肤老化。

少数患者在用药部位可出现局部烧灼感、刺痛、暂时性瘙痒、粟粒疹、毛囊炎、多毛症、过敏性接触性皮炎、皮肤萎缩、皮肤继发性感染等。有些不正规的美容院应用激素治疗痤疮后造成患者毁容，再去正规医院看皮肤科的例子不少见。

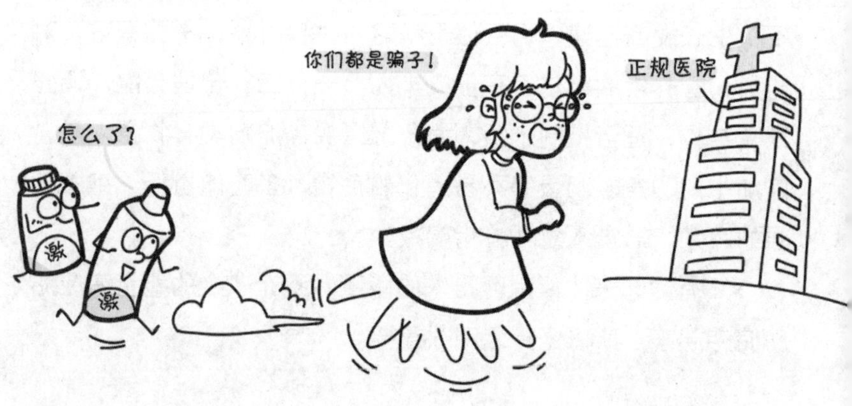

如何识别药品中是否含激素呢？

激素软膏的名字常为“某某松”，如地塞米松、丁酸氢化可的松、卤米松、糠酸莫米松、氟米松等。但还有很多名字中没有“松”的药膏也是激素，如地奈德、哈西奈德、曲安奈德、丙酸氯倍他索等，不清楚的一定要咨询皮肤科医生或药剂师等专业人士。

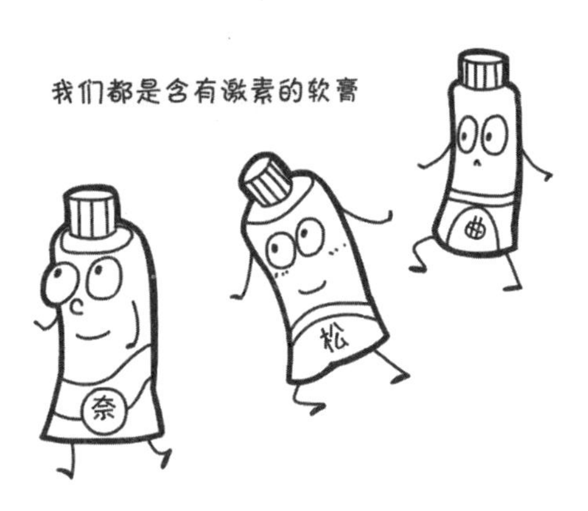

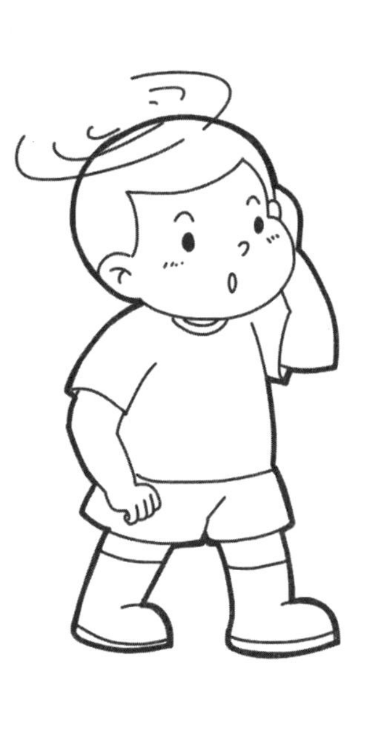

正规的药品都会标明成分，而且在说明书中也会详细介绍使用方法及可能的不良反应。但在一些“消字号”“健字号”“妆字号”的产品中，特别是所谓的纯植物或中药的药膏中可能会添加激素，尽量不要购买和使用这类产品。

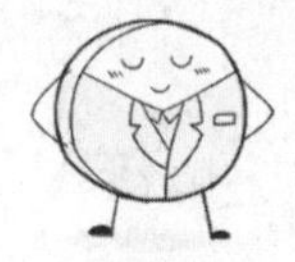

考试前失眠，不能随便吃安眠药

考试前很多人都会因为紧张、兴奋而晚上睡不着觉，或者因为复习功课到很晚导致不易入睡，但这样会影响第二天的精神，不利于考试时正常发挥。

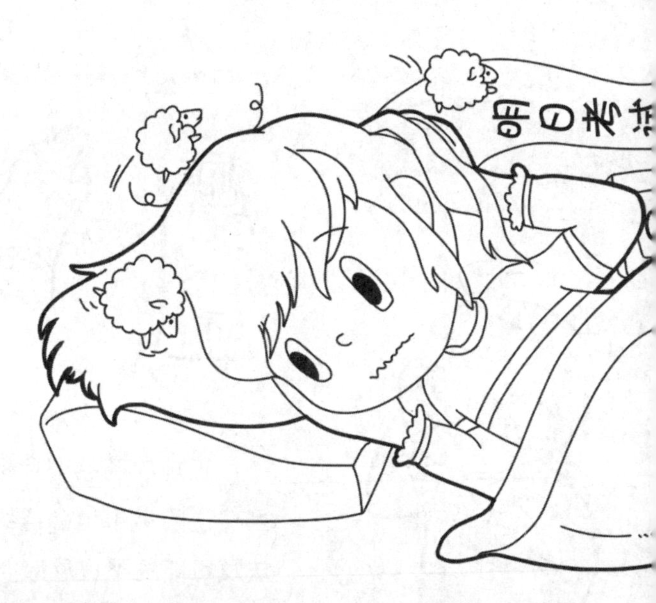

考试前和考试期间，即使晚上睡不好，也不要随便吃安眠药。因为第二天考试时，紧张的考试气氛往往能够唤起考生很高的觉醒状态，使考生的头脑依旧保持清醒，顺利进行考试。一般情况下，考生普遍在考试前一天晚上多少会失眠，但考试当天晚上睡眠就会正常起来，不需要药物来助眠。

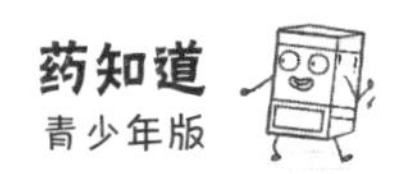

如果复习期间睡眠严重影响白天的状态，需要服用助眠药物，必须要咨询医生，选择副作用小的催眠药物。

镇静催眠药分为三代

第一代镇静催眠药有苯巴比妥、硫喷妥钠等巴比妥类药物，只用于控制癫痫、抗惊厥、静脉麻醉及麻醉前给药。

第二代为苯二氮䓬类药物，是安眠类药物主导产品。

第三代有佐匹克隆、唑吡坦和扎来普隆，这类药不会产生次日的“宿醉”现象，适合应用于入睡困难者和有病理基础的失眠者，以及考试前应急性失眠者。

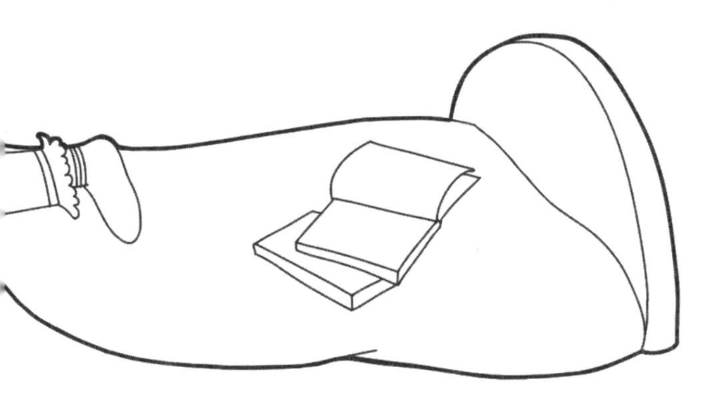

除了镇静催眠药，感冒药、过敏药、止咳药等也会让人昏昏欲睡，所以如果在复习或考试期间生病，最好先咨询医生，选择不会产生昏睡等副作用的药品。

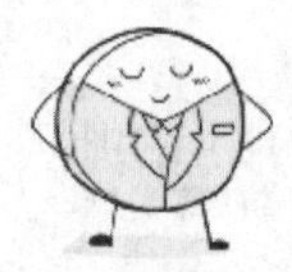

治疗抑郁症的药物对大脑有损伤吗

根据精神医学的研究，抑郁症是大脑神经传导递质减少造成的。抑郁症患者大脑神经元突触间隙负责情绪的神经传导递质减少，有些是被突触吸收了。5- 羟色胺再摄取抑制剂，可以抑制突触的吸收，从而释放更多的神经传导递质，改善抑郁情绪。

如果患了中度以上的抑郁症，非常有必要服用对症的药物。假如拖着不治疗，不仅会发展成重度抑郁症，还会造成大脑特定区域提前萎缩，神经纤维数量减少。药物干预、系统治疗可以控制病情，帮助患者好转。

重度抑郁
幸福
那些曾经快乐的记忆
突然消失了

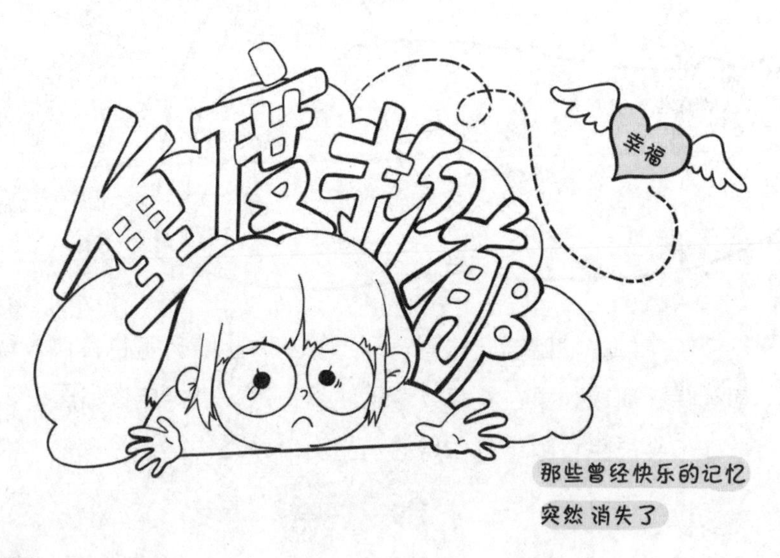

目前的抗抑郁药都是比较安全的，5- 羟色胺再摄取抑制剂（SSRIs）是临床最经常使用的一类抗抑郁药，包括氟西汀、舍曲林、帕罗西汀、氟伏沙明、西酞普兰和后来上市的艾司西酞普兰。

相信医生，听从医嘱，按要求服用精神类药物是很安全的。系统科学服药很重要，间断性服药的话，吃进去的药不能起到应有的作用，还会导致大脑神经递质更加紊乱，加重病情。

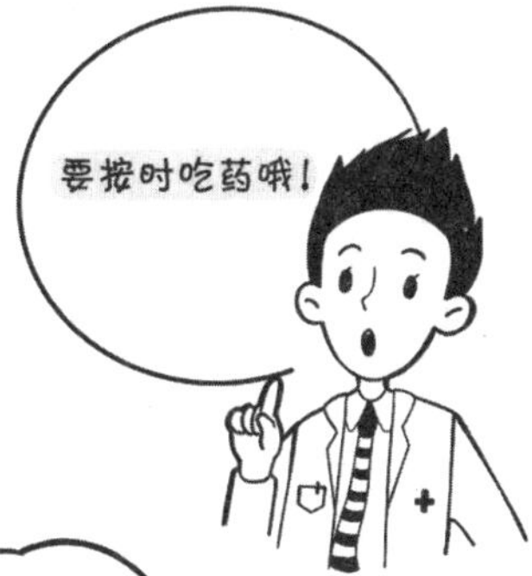

抗抑郁药一般起效较慢，服药后两周到一个月才有效果，切不可急躁，认为没效而频繁换药。

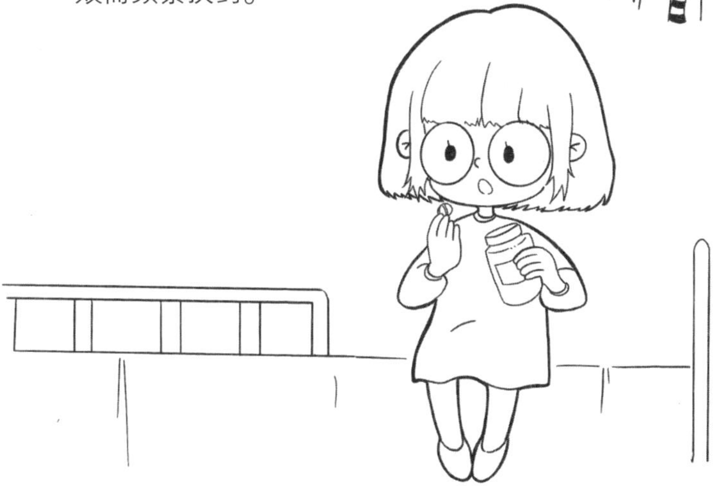

要按时吃药哦！

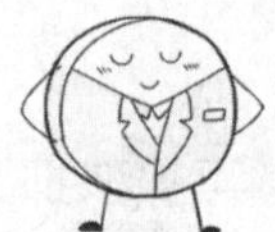

你应知道的“艾滋病阻断药”知识

对于艾滋病毒，有类似“紧急避孕药”的阻断药物可以降低感染风险。艾滋病（HIV）阻断药指的是暴露后预防（Post Exposure Prophylaxis）的药物，简称 PEP。

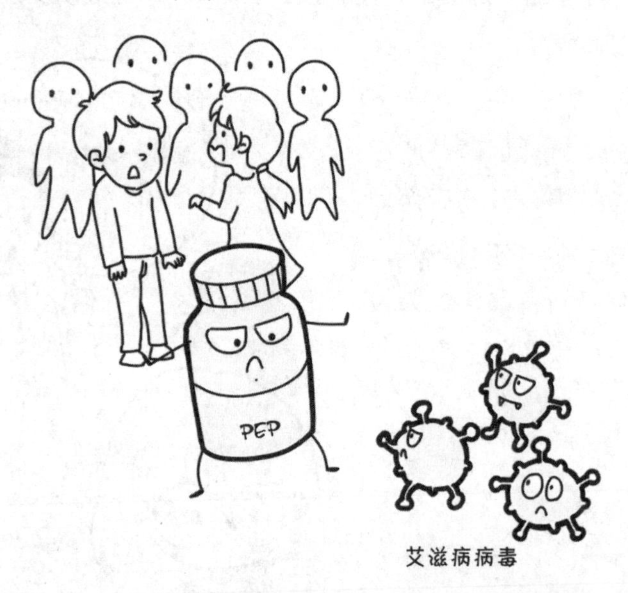

当你做了有可能会感染 HIV 病毒的事情后，在 72 小时内赶快到附近的医院、诊所、红十字会开 PEP 吃，就能大幅降低感染 HIV 病毒的概率。如果在 24 小时内服用 PEP，阻断的成功率会更高。

PEP 的副作用较大，因个人体质不同会出现不同的副作用，如嗜睡、头晕、恶心、出现幻觉等，最开始服药的两天最为严重，服用后期反应较小。空腹服用 PEP 会减轻副作用。切不可因为副作用而擅自停药。

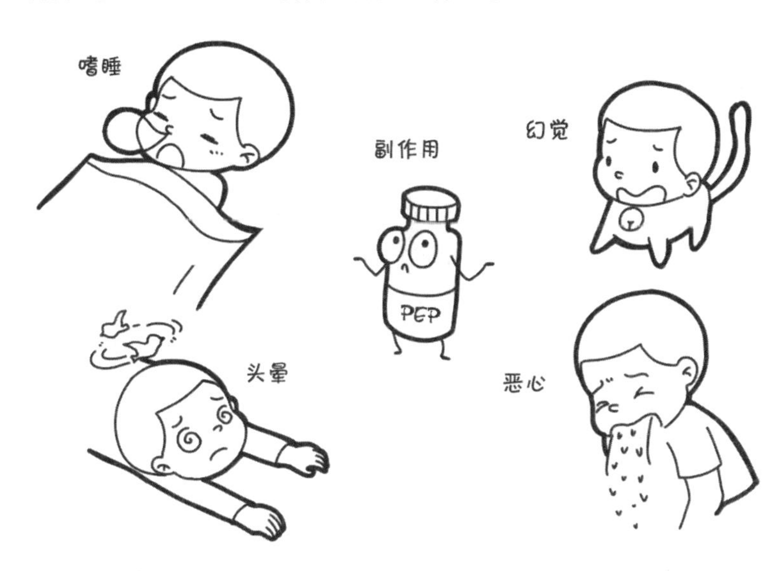

艾滋病去哪里可以检测呢？各地疾控中心自愿咨询检测门诊可以获得免费咨询和检测服务。各地县级以上医院均可以提供检测服务。各地妇幼保健机构和大部分基层医疗机构也可以提供检测服务。

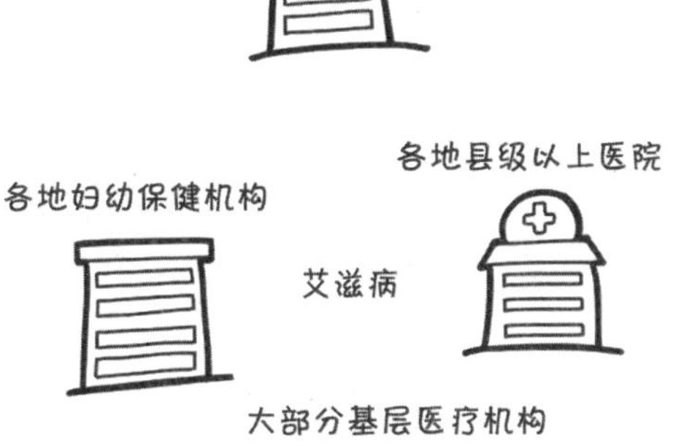

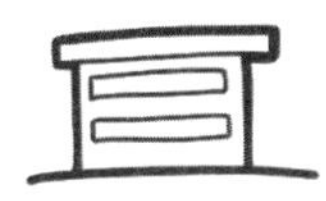

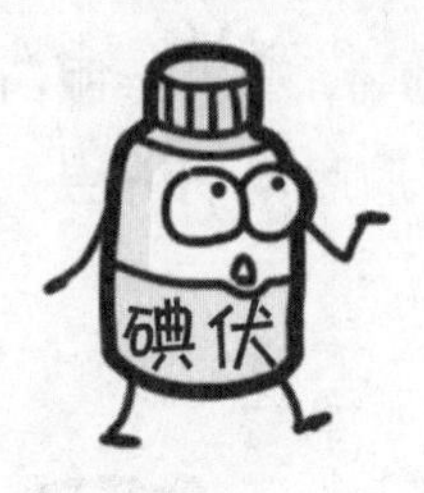
碘伏

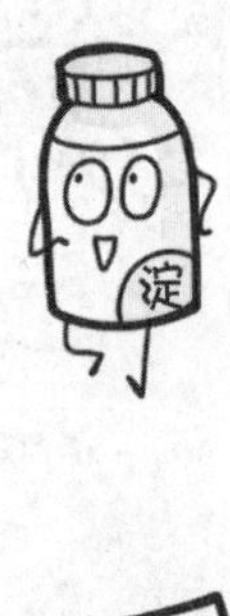
淀

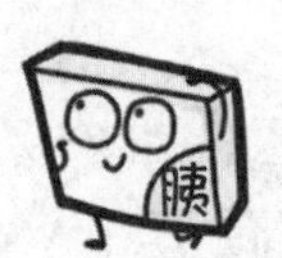
胰

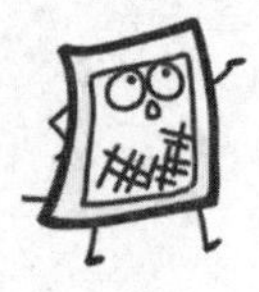

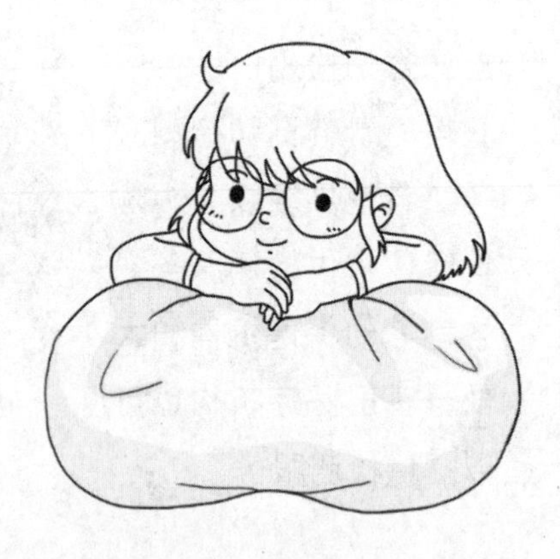